UN253577

わたし、がんばったよ。

急性骨髄性白血病を
のりこえた女の子のお話。

岩貞るみこ 文
松本ぷりっつ 絵

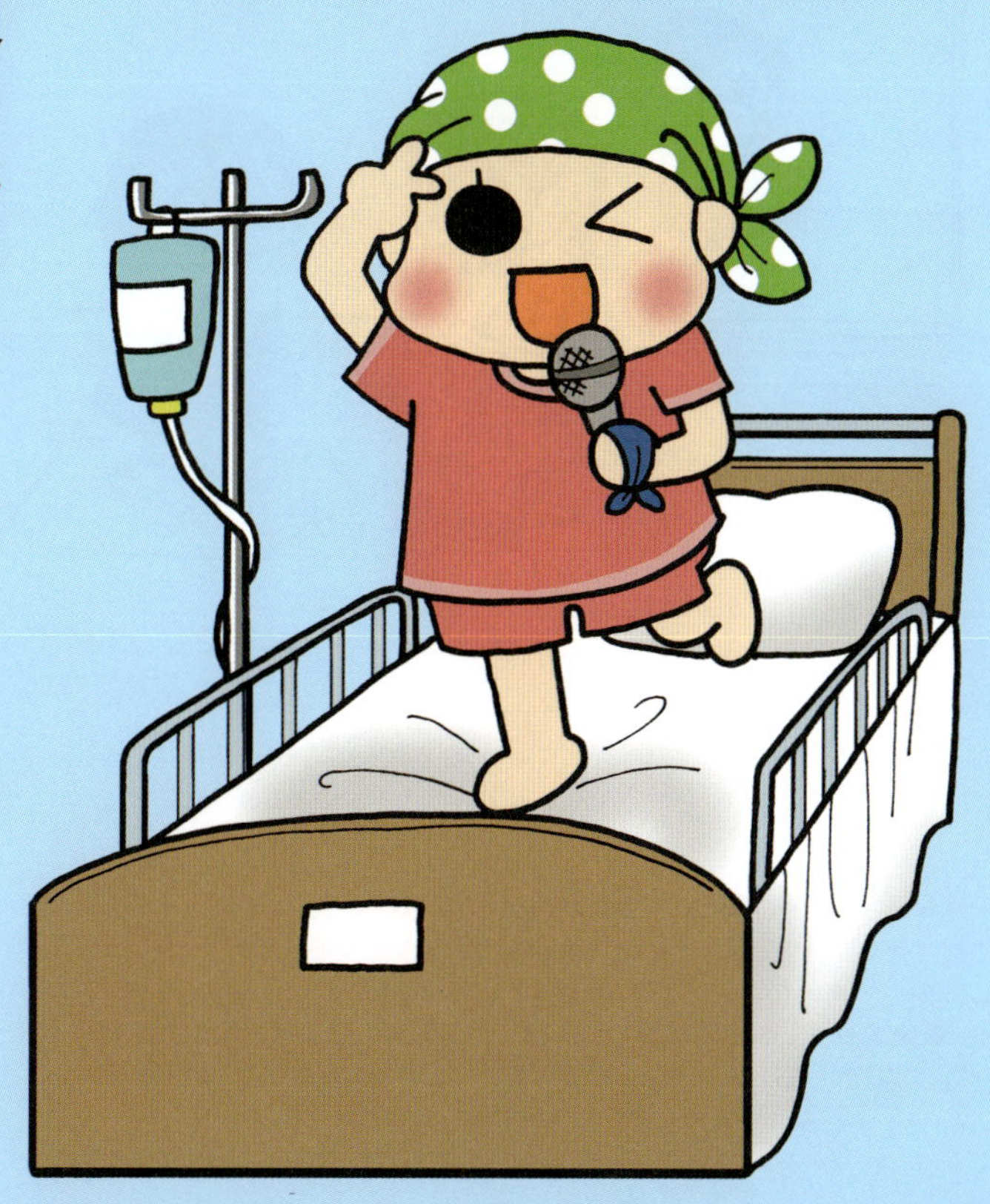

講談社

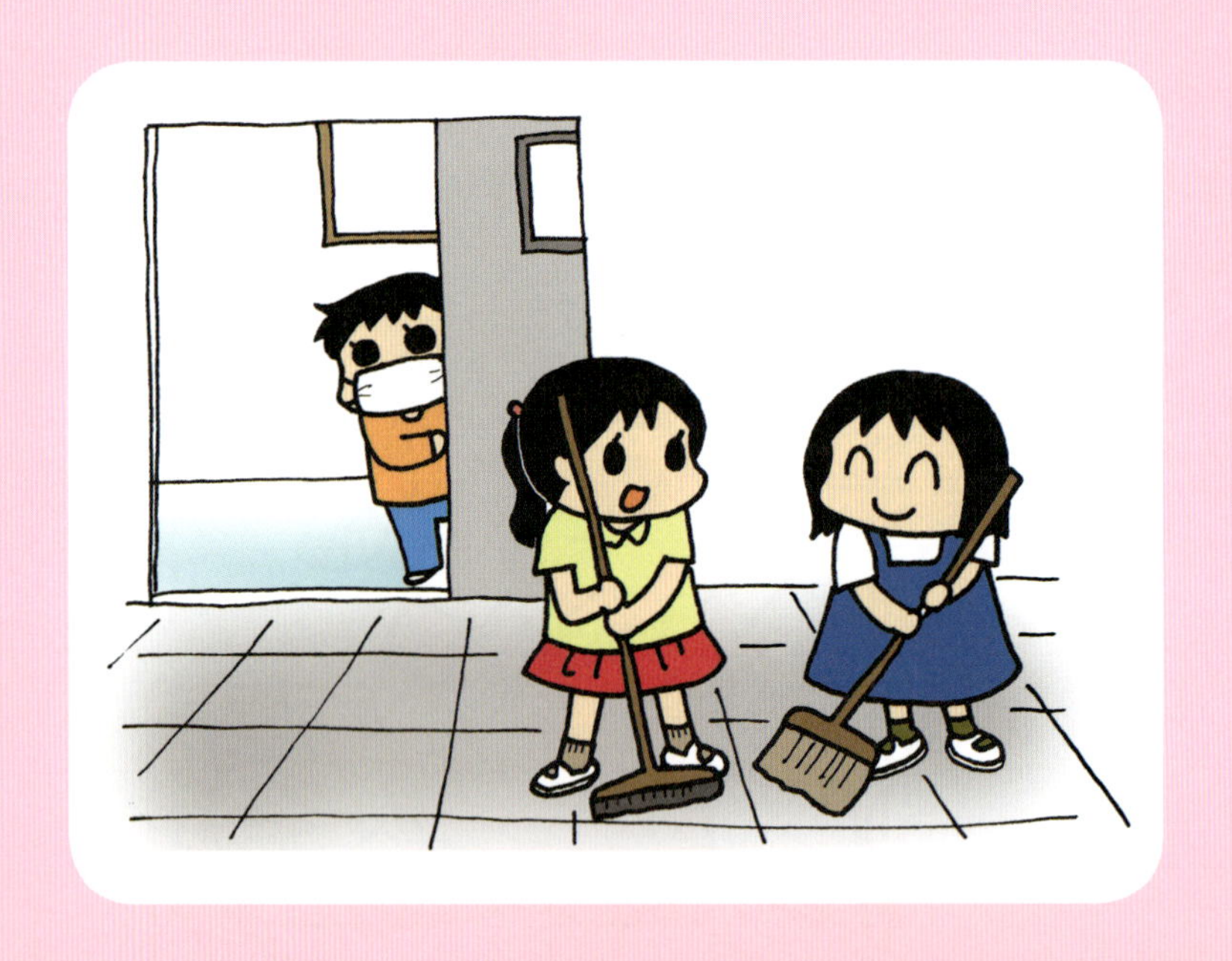

登場人物の名前は、すべて仮名になっています。

商品などの固有名詞も、闘病当時のものです。

また、この本で書かれている治療、検査などは、闘病当時の個人的な状況のものであり、
医療の進歩、患者の状態などにより、治療戦略、生存率などは異なります。

骨髄バンクの提供希望者（ドナー）登録者数や、提供ルールなども、闘病当時のものです。

（参考:2015年9月時点の骨髄提供希望者登録者数454,257人）

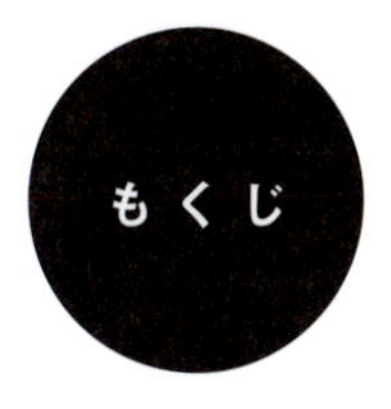

美咲のアルバム　4
プロローグ　8

1 とつぜんの病気　9
2 入院生活　25
3 あたらしい病院　65
4 骨髄移植手術　83
5 からだのなかのケンカ　101
6 一般病棟へ　127
7 家での生活　155
8 小学校へ　163
9 病気のこと　173
美咲の絵本「わたし、がんばったよ。」　177
10 生きること　191

みんなへ　202
あとがき　204

美咲の入院中、
ママがいっぱい
写真を撮って
くれたよ。

入院してすぐにきた
誕生日は、
バウムクーヘンでお祝い。
生クリームは
だめなんだって。

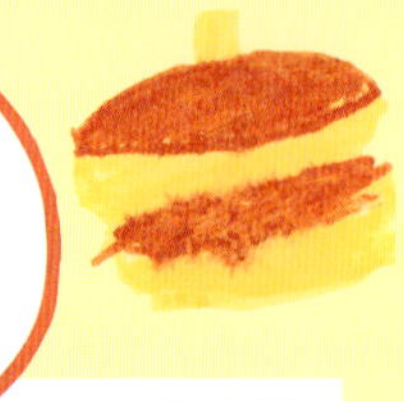

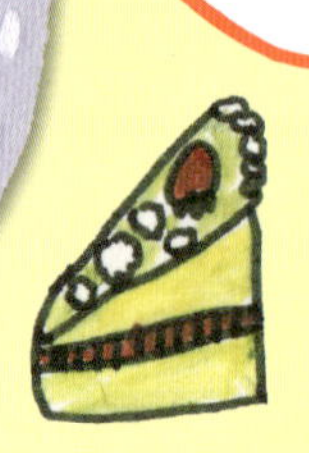

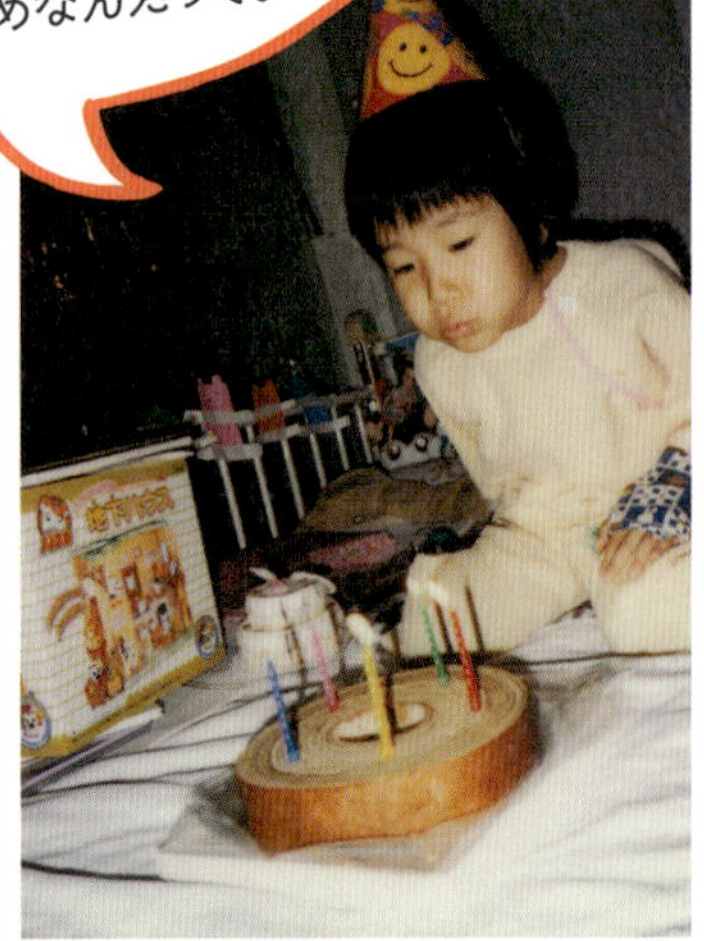

ママもわたしも、
歌が大好き!
「アイドル美咲」って、
よばれていたよ。

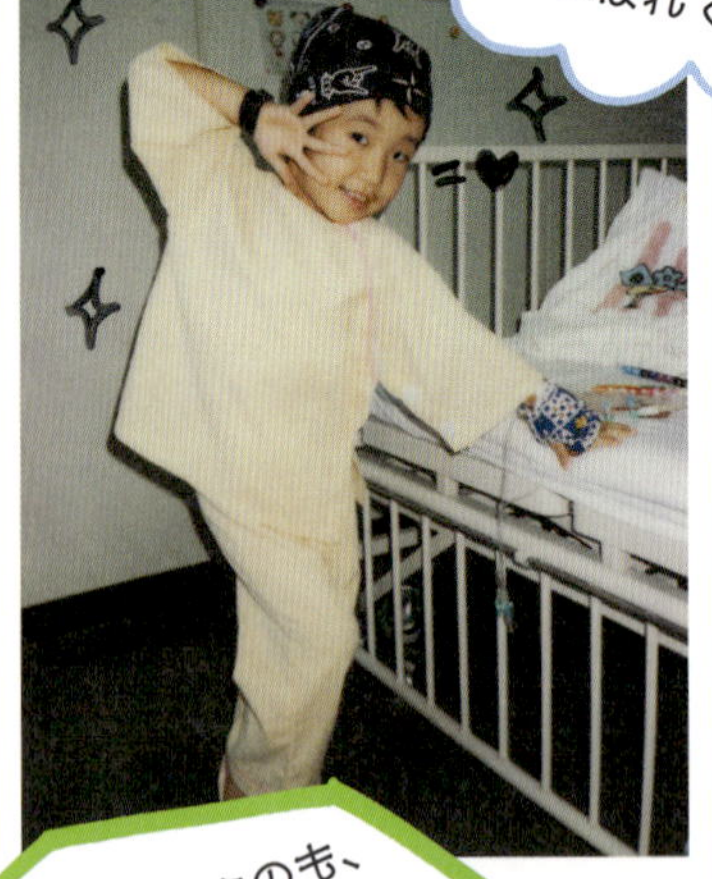

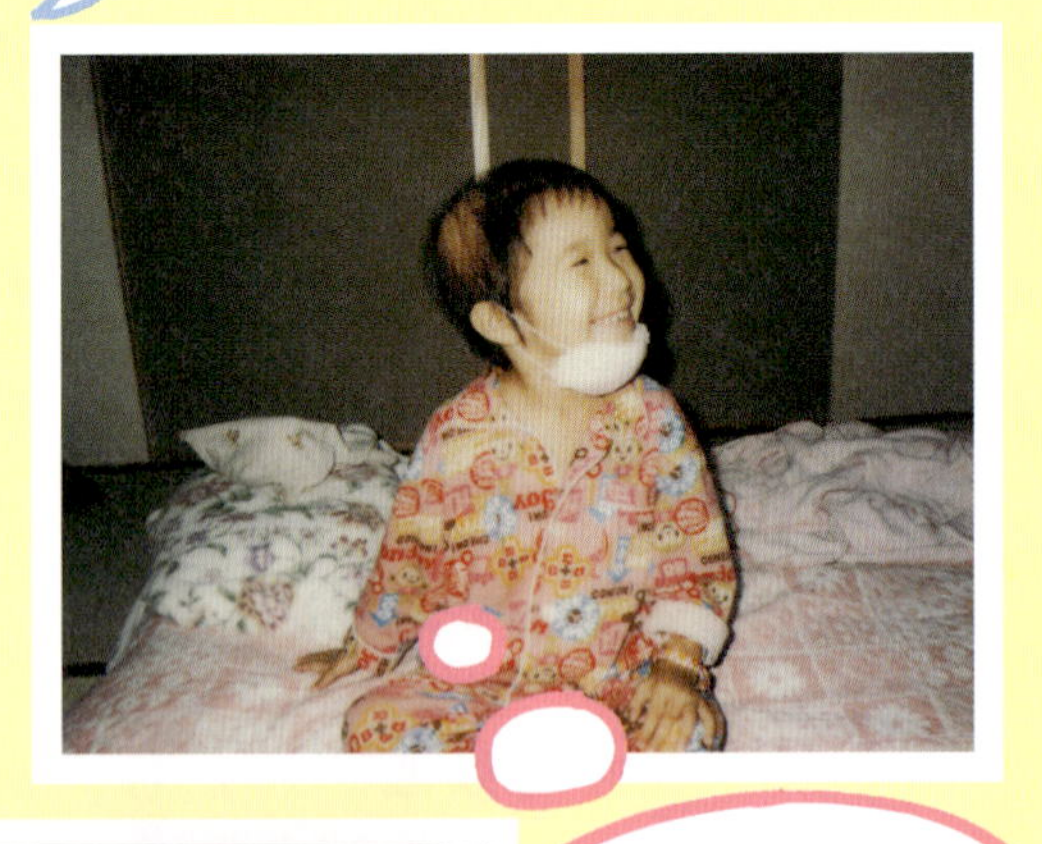

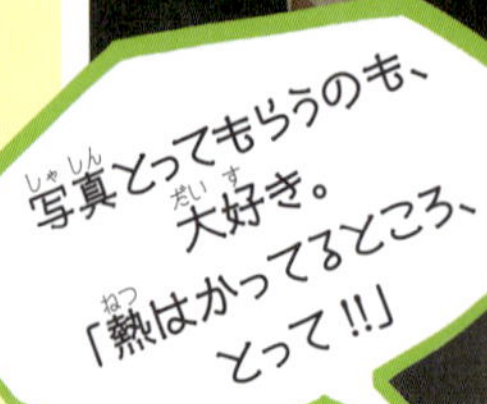

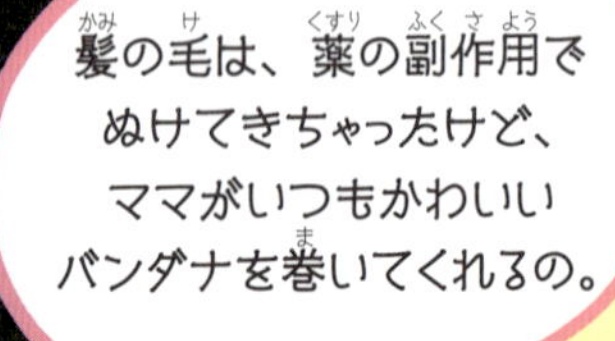

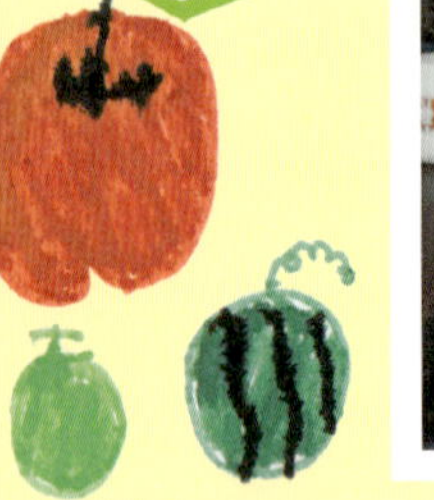

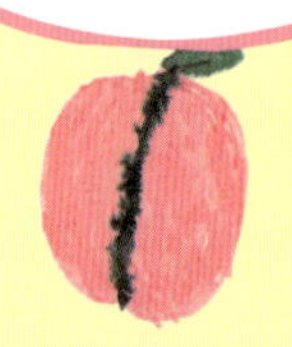

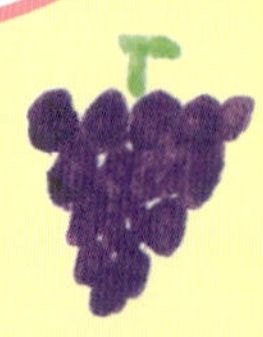

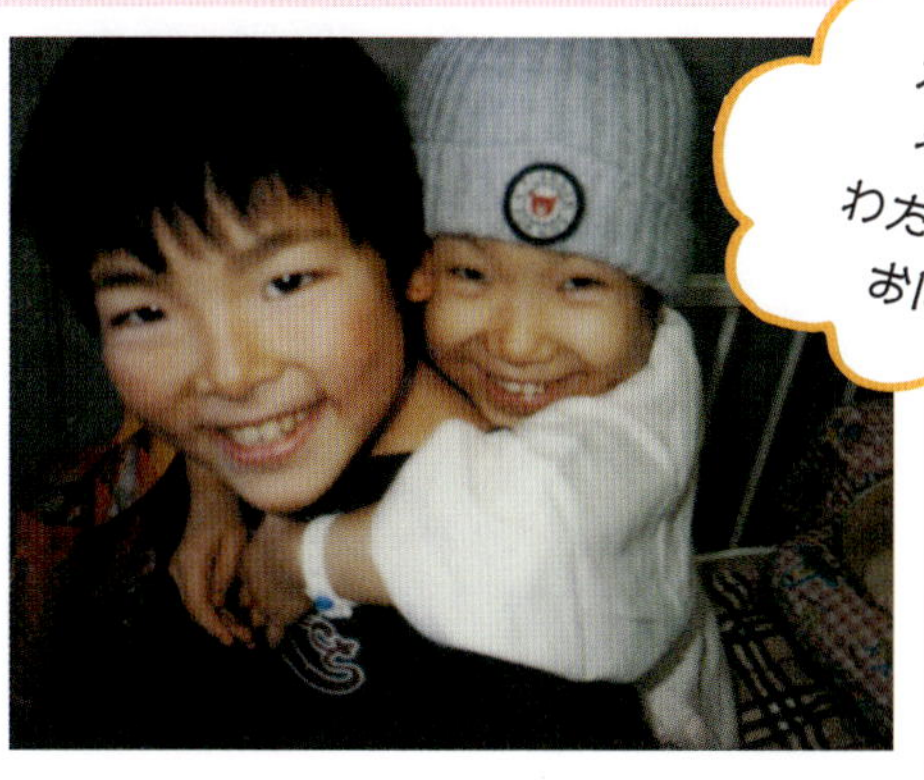

かっこよくて、
やさしいの。
わたしが大好きな
おにいちゃん!

いちばん近くで
応援してくれるママ。
いつもありがとう!

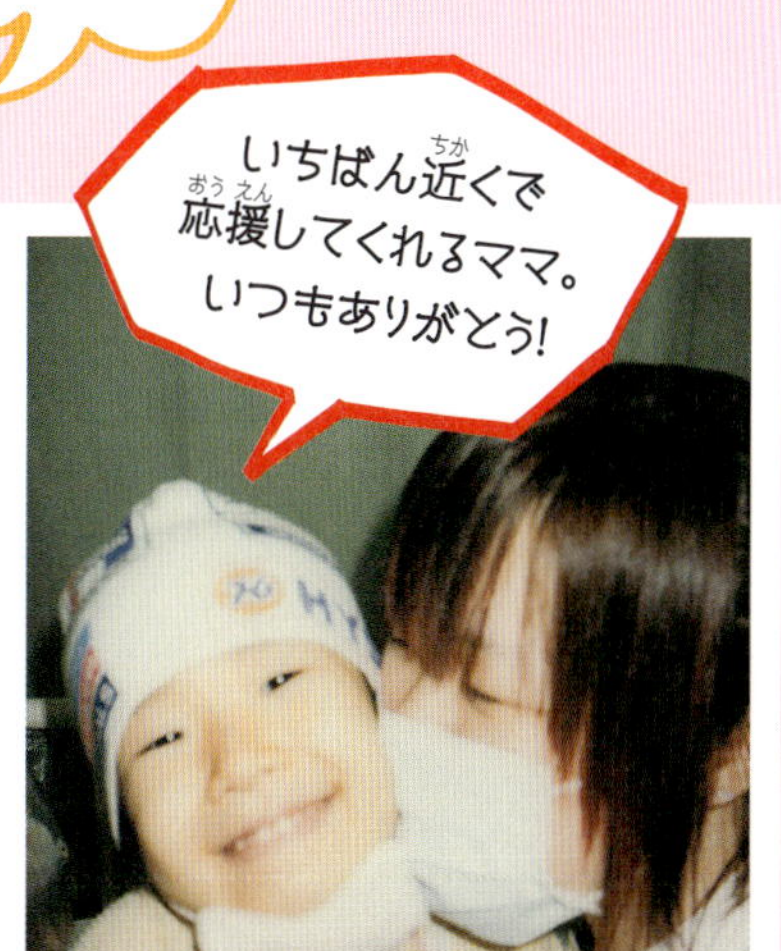

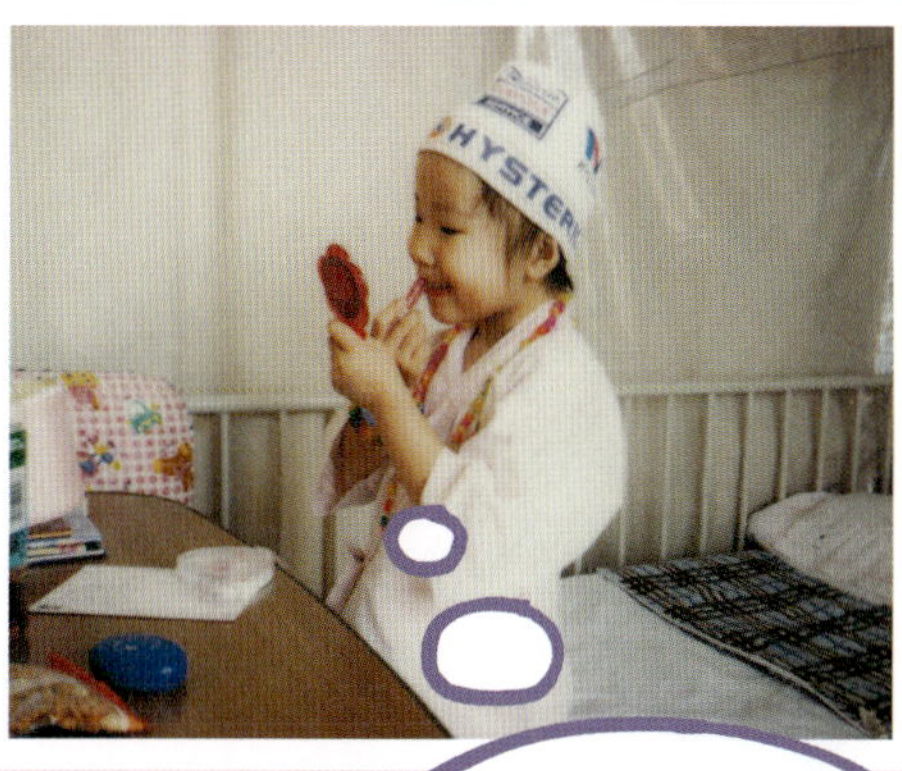

いつもおしゃれな
ママみたいになりたいな。
お化粧キットで、
口紅をぬりぬり。
きれいになったでしょ?

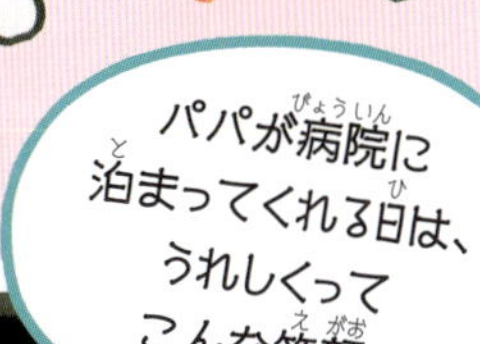

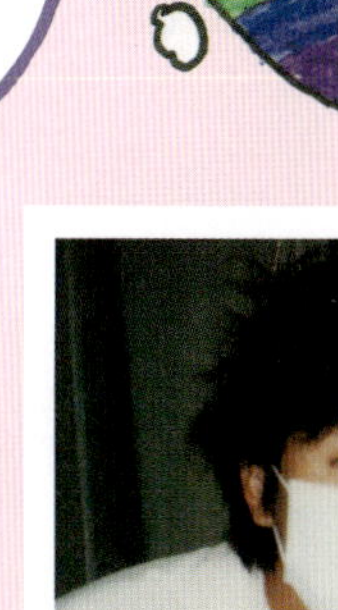

わたしを応援してくれる、大好きな家族!

パパが病院に
泊まってくれる日は、
うれしくって
こんな笑顔。

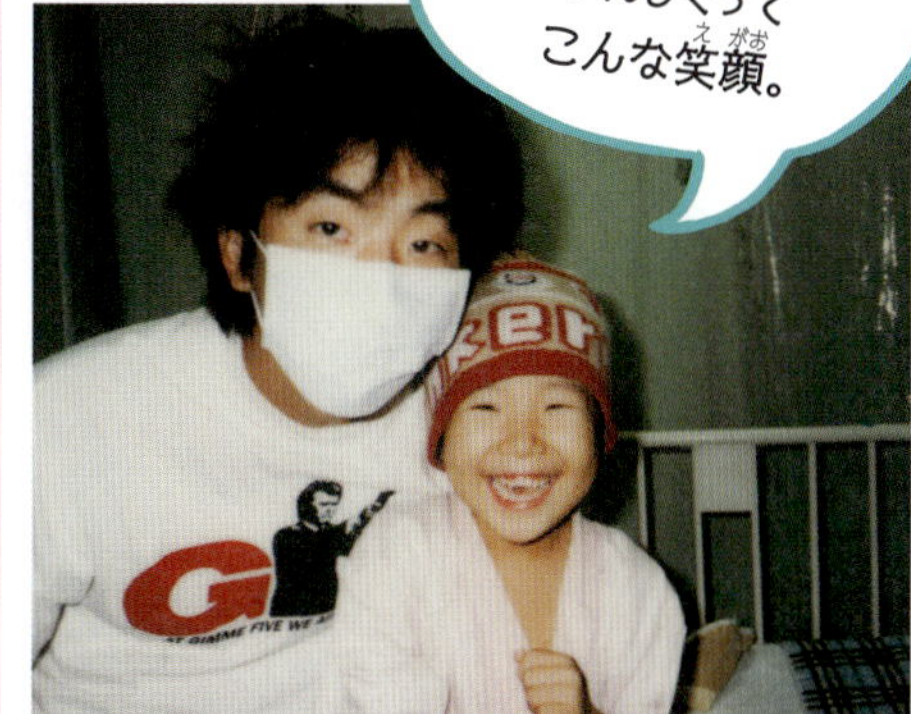

苦い薬、骨髄移植……がんばったら、家に帰れるって思ってた。

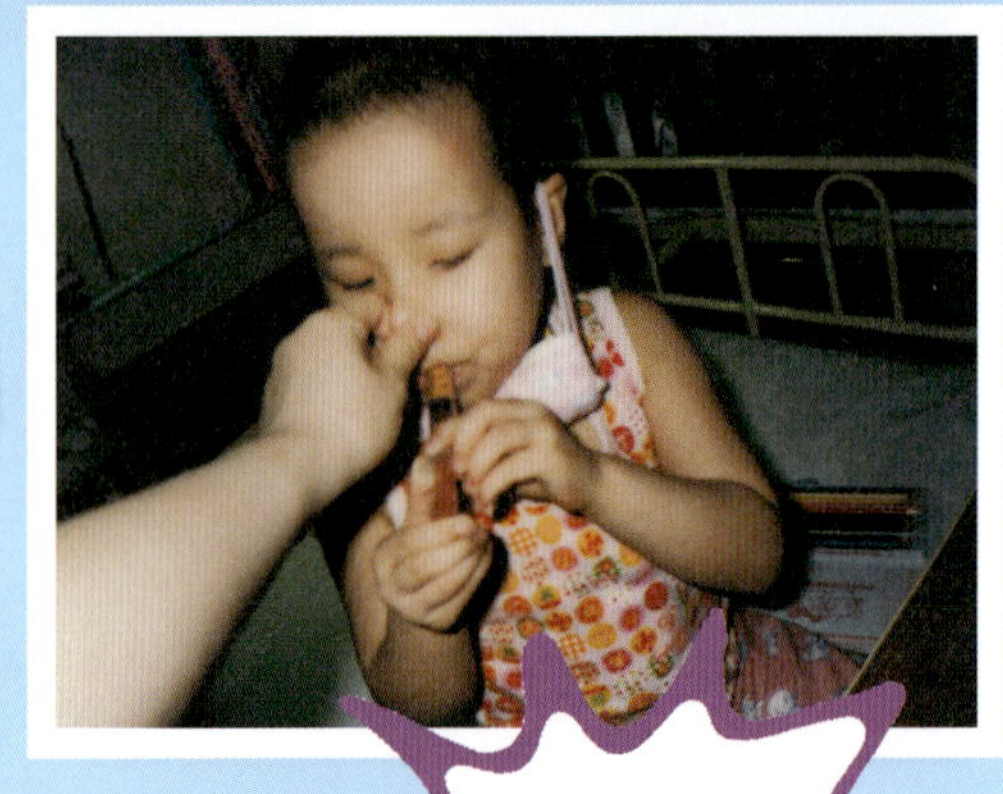

ありえないくらい
苦い薬だけど、
自分で飲んで
みるって
がんばった。

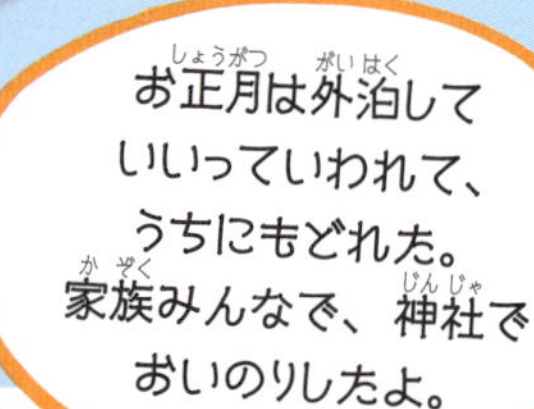

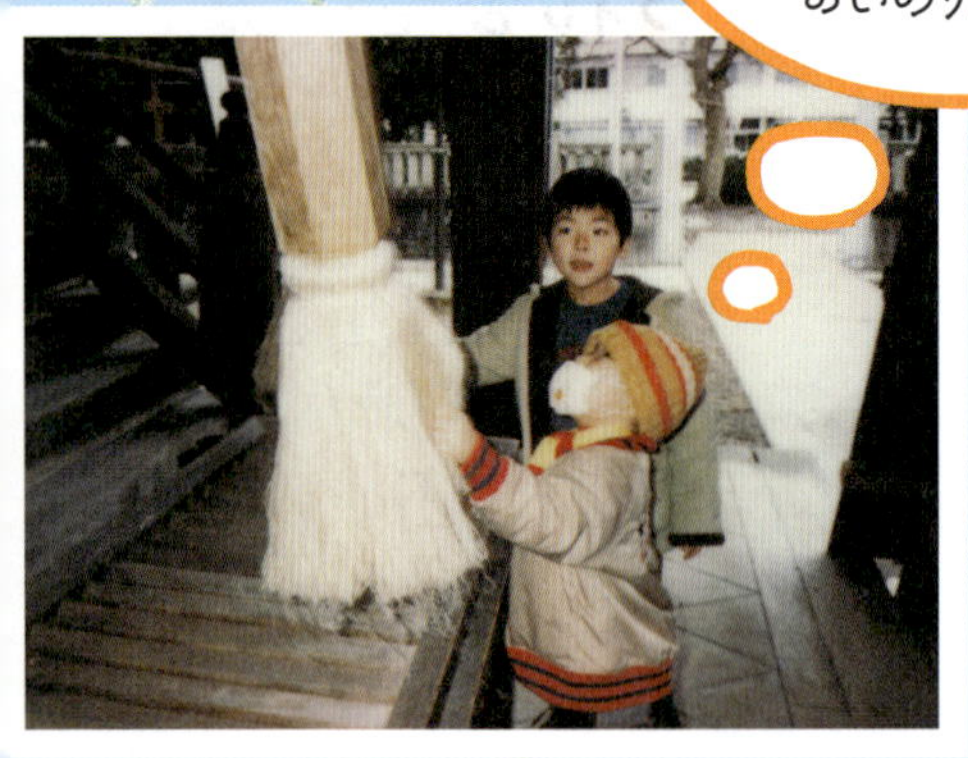

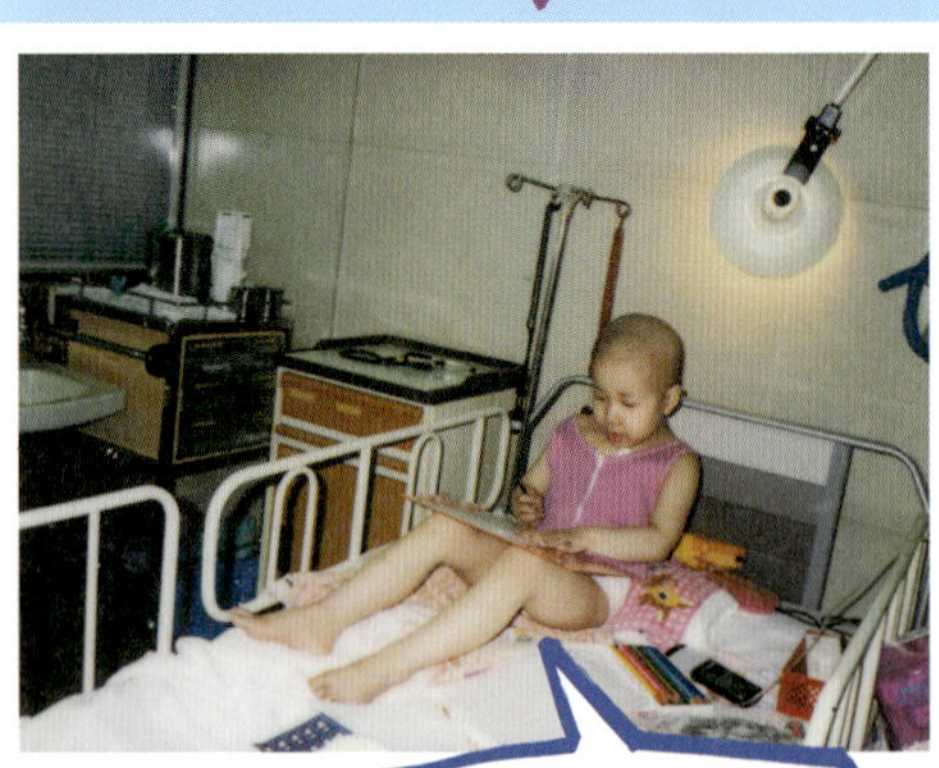

骨髄移植をしたのに、
どんどん具合が悪くなる。
なにも食べられないで
いたころ。

おなかがいたい。発疹も出る。
つらくてつらくて、
起きあがるのは、吐くときと
トイレにいくときだけ。

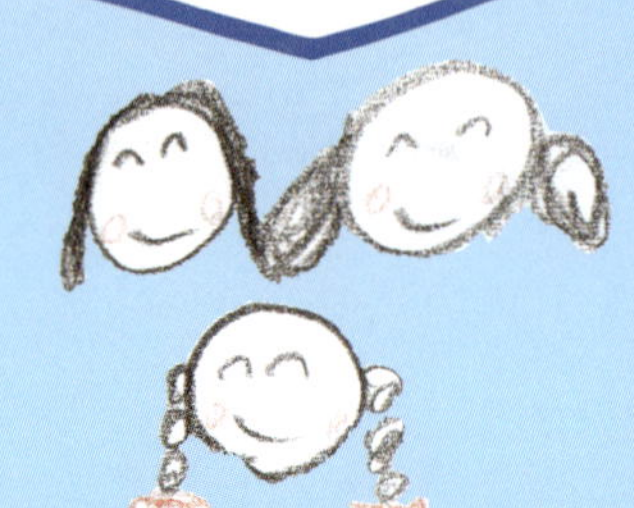

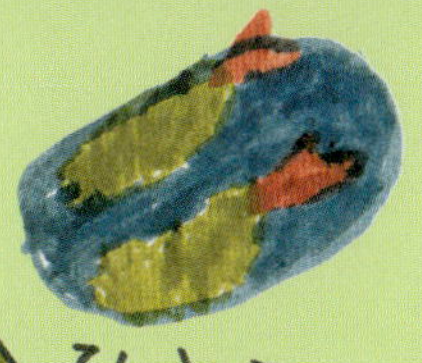
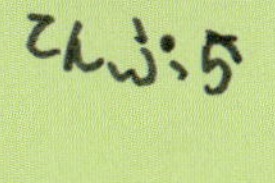

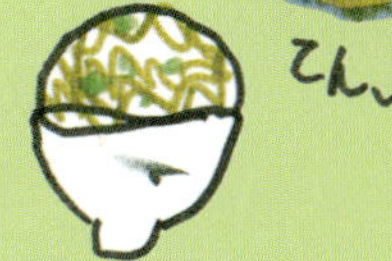

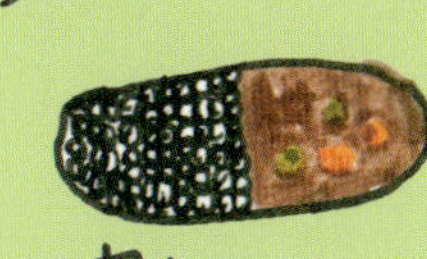

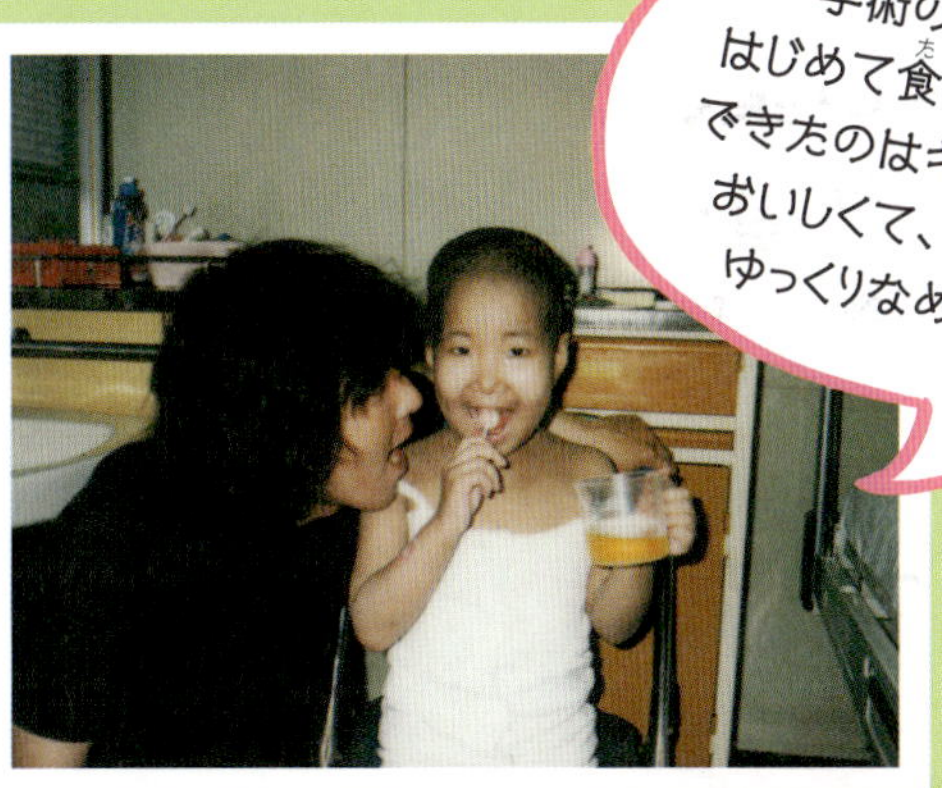

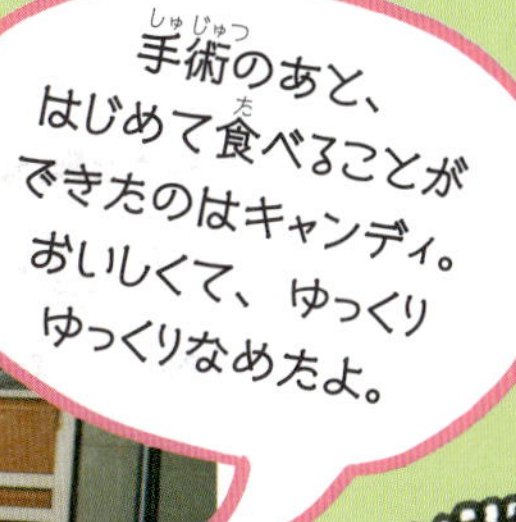
手術のあと、
はじめて食べることが
できたのはキャンディ。
おいしくて、ゆっくり
ゆっくりなめたよ。

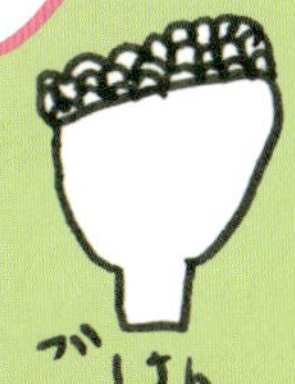

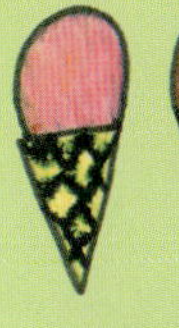
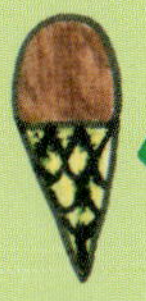

手術後の
はじめてのおかゆ。
うれしくて、いそいで
食べすぎちゃった。

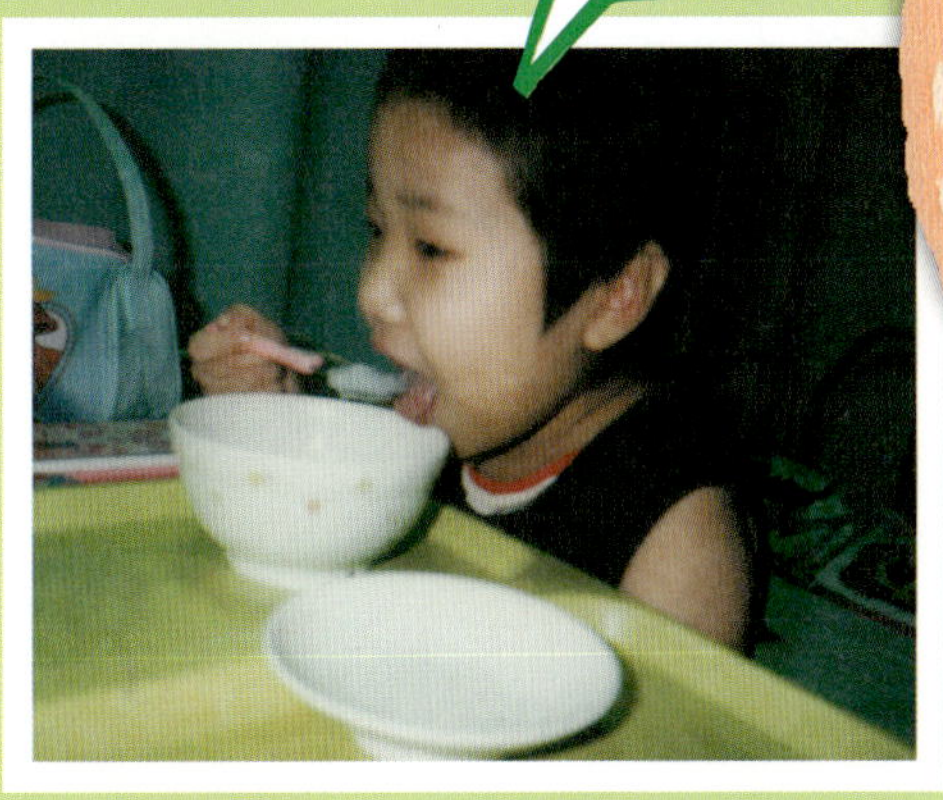

少しずつ、
食べられるものが
ふえたよ！
食べるわたしを見て、
ママがにこにこ
していた。

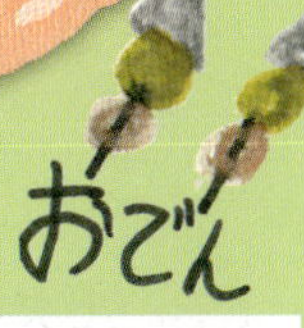

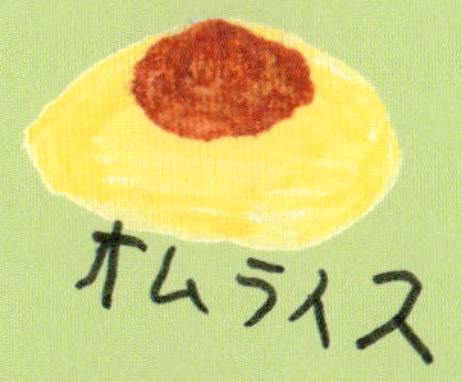

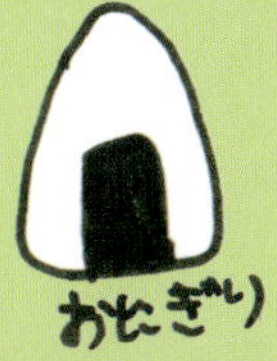

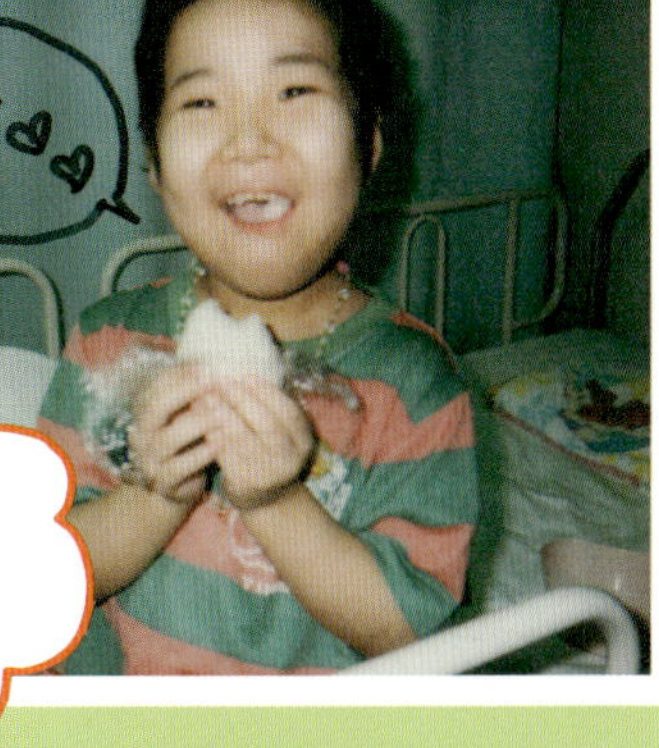

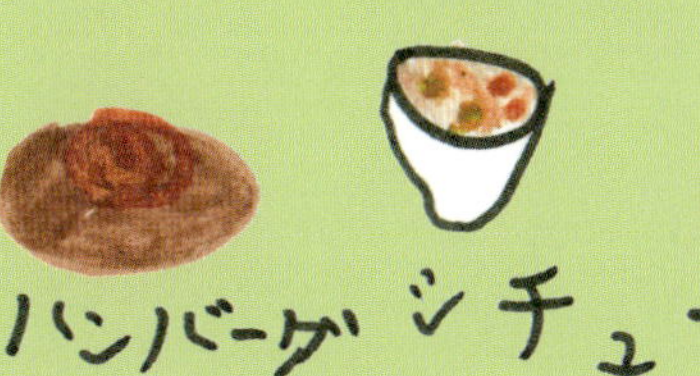

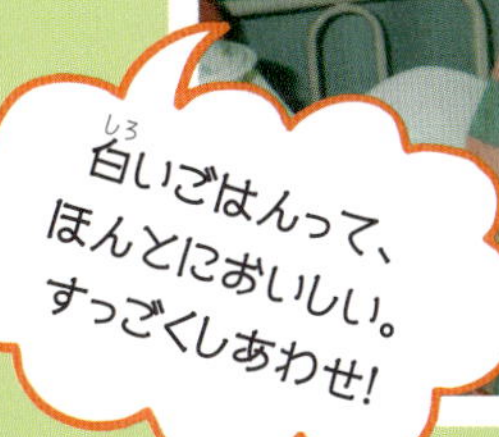
白いごはんって、
ほんとにおいしい。
すっごくしあわせ!

プロローグ

今日は、わたしの十一歳の誕生日。

パパも、ママも、お兄ちゃんも、おじいちゃんたちも、そしてもちろんわたしも、この日がくることを、すごくすごく待っていたんだ。

五歳のときに、急性骨髄性白血病の手術をうけた。それから五年間、再発しなければ、わたしはずっと生きられるっていわれた。

毎年、毎年、誕生日がくるのが待ちどおしかった。

そしてついに、五年たった。その半年後の今日、わたし、十一歳の誕生日をむかえることができたんだ。

ケーキにたてられた、十一本のローソクを、一気にふいて消す。みんなが、手をたたきながら、「おめでとう!」って大きな声でいってくれる。願いごとを心のなかでいいながら、ローソクの火をふき消すと、願いがかなうんだって。

だけど、わたしの願いは、今日、かなったんだよ。

1

とつぜんの病気（びょうき）

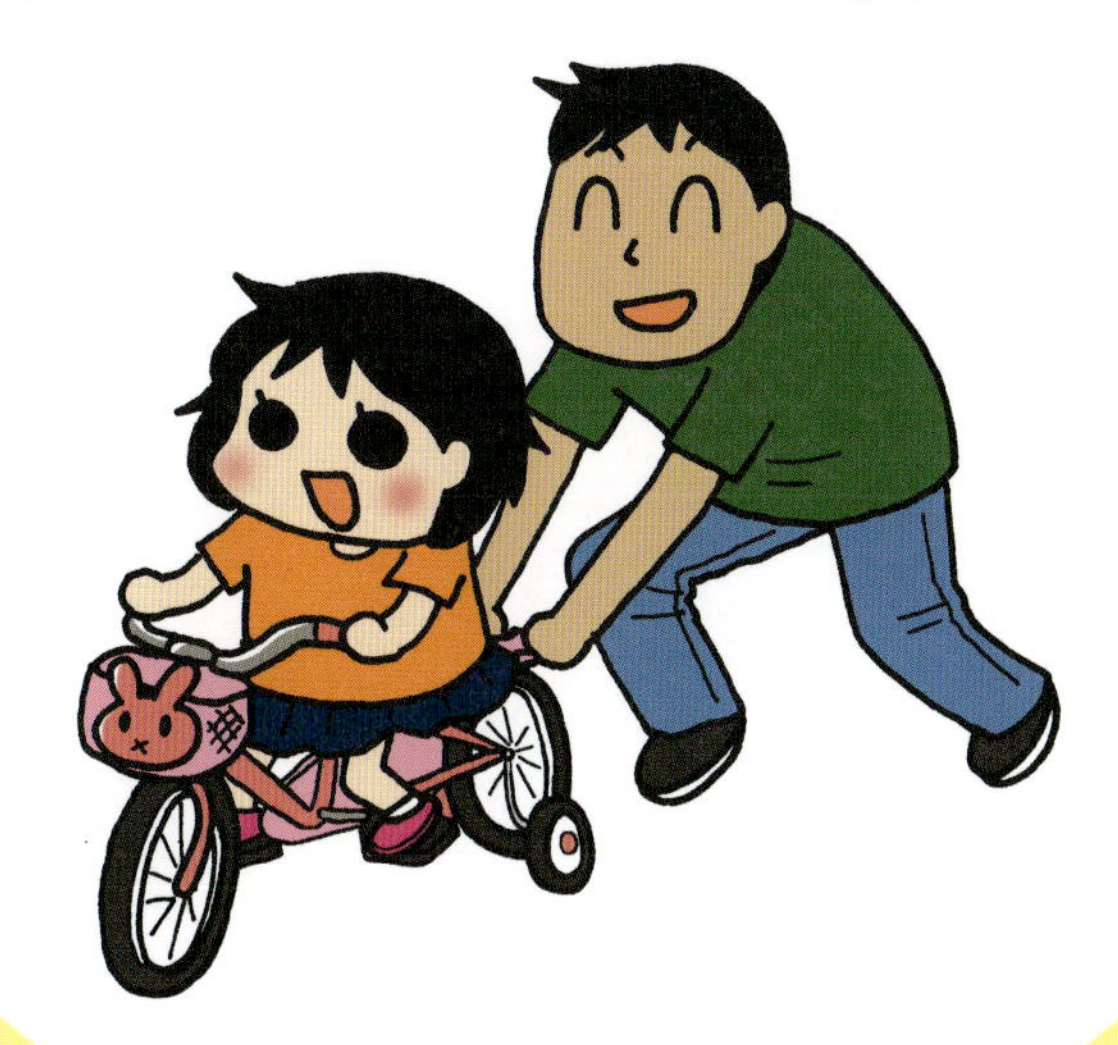

美咲、四歳

わたしのうちは、団地の三階にある。

やさしいパパと、おしゃれなママ。そして、お兄ちゃんといっしょに住んでいる。

ママは、とっても美人だと思う。そして、ちょっとこわい。パパはいつも、ママにおこられてばかり。でも、パパはママにおこられても、いつもにこにこしている。きっと、ママのことが大好きなんだと思う。

わたしは、お兄ちゃんが大好き。お兄ちゃんは、小学二年生。やさしくて、かっこよくて、大きくなったらお兄ちゃんのおよめさんになりたいくらい。

はやく、いっしょに小学校にいきたいな。でも、わたしはまだ四歳だから、小学校にはいけないんだって。

あとちょっとで、五歳になる。

はやく、六歳にならないかな。

ウサギの自転車

「美咲。ちゃんとすわって食べなさい。」

ごはんを食べているとちゅうで、寝そべったら、ママの声がした。

うちは、たたみの上にひくいテーブルをおいて、ごはんを食べている。だから、すわったまま、すぐにころんと、寝ころがることができる。

ふう。

なんだかちょっと、つかれちゃった。横になると、いいきもち。

今日は月曜日。でも、夏休みだから、お昼ごはんは、ママとお兄ちゃんといっしょ。ママは、お昼ごはんを食べたら、仕事にいかなくちゃいけないから、ちょっと急いでいるみたい。

「美咲！」

すぐに起きあがらないわたしに、ママがおこっている。むかいにすわっているお兄ちゃんが、テーブルの下からわたしをのぞきこんで、「はやく食べなよ。」って顔をしている。

お兄ちゃんの顔が見えて、わたし、少しうれしくなった。

ゆっくり起きあがる。ハンバーグを見つめる。ママの作ったハンバーグは、おいしくて、いつもは、もっと食べたいくらいなのに、今日は、なぜか食べたくない。

ママは、お皿の上においてあるわたしのフォークをつかむと、ハンバーグを食べやすいように一口分だけ切ってフォークにさし、わたしのほうにさしだす。

「食べないと、自転車に乗れるようにならないよ？」

自転車！

お兄ちゃんとおなじ、〝自転車〟。三輪車は子ども用だけど、自転車は、おとなの乗り物。

きのう、わたしは自転車を買ってもらった。パパとママと、お兄ちゃんと店にいくと、自転車売り場には、たくさんの自転車がならんでいた。

「美咲の好きなのを選んでいいよ。」

パパにそういわれたときにはもう、ウサギの絵がかいてあるオレンジ色の自転車に目がくぎづけになっていた。

「これがいい!」

わたしが指さすと、パパはいつも以上にうれしそうに笑って、店員さんに、

「これ、ください。」

って、いってくれた。

パパのクルマのうしろにつんで、運んできた自転車。

いま、団地の自転車おき場には、お兄ちゃんの自転車とならんで、わたしのウサギの自転車がおいてある。

はやく食べて、練習しなくちゃ。じょうずに乗れるようになったら、お兄ちゃんみたいに、ほじょ輪をはずしてもらえるから。ほじょ輪なしで走るお兄ちゃんは、すごくかっこいい。はやくお兄ちゃんといっしょに走れるようになりたいな。

自転車に乗りたいから一階にいきたいけれど、階段はきらい。あがってくるとき、すごくくるしいから。

前はこんなことなかったのに、いまは、二階のとちゅうで、息がくるしくてうずくまりたくなる。ママに「だっこして。」っていうと、「またなの?」っていわれちゃう。

もう、自転車に乗れるくらい大きくなったんだから、ちゃんと自分であがらなくちゃいけないんだけど。

ちゃんとごはんを食べないから、くるしくなっちゃうのかな。

ママのいうとおり、ちゃんと食べないと、自転車にもちゃんと乗れないのかな。

わたしは、ハンバーグを口のなかにおしこんだ。

金曜日になった。

「連も、美咲も、おじいちゃんたちのいうことを、よくきくのよ。」

ママは、そういうとクルマで仕事にむかっていった。今日からお兄ちゃんと、本町のおじいちゃんの家にお泊まり。

ママとはなれるのは、ちょっとさみしい。でも、お兄ちゃんがいるからへいきだね。パパとママは、仕事があるから、土曜日になったらくるんだって。

本町のおじいちゃんとおばあちゃんは、パパのお父さんとお母さん。今日から、この近くで大きな夏まつりがある。町中は、あちこちにかざりがついて、お店もいっぱい出て、わくわくしちゃう。

夕方、ちょっとだけすずしくなったころ、みんなでおまつりにいった。おじいちゃんに買ってもらった綿あめを持って、お兄ちゃんと手をつないで、金魚やお面を売っているお店をのぞく。とうもろこしを焼くにおいや、焼きそばのにおいがする。いろんな色の風船や、真っ赤なりんご飴や、チョコレートがかかったバナナもある。

お店をひとつずつ見ながら歩くのは、すごく楽しかった。

「美咲、ソフトクリーム食べるかい？」

おばあちゃんが、ソフトクリームやさんの前で立ちどまる。お兄ちゃんは、チョコレートとバニラ、どっちにしようかまよっている。

「いらない……。」

大好きなソフトクリーム。だけど、食べたくない。もう、つかれて歩きたくない。それに、なんだか胸のあたりがもやもやするの。

そう思ったとたん、道路で吐いた。

すぐにおじいちゃんちにもどって、ふとんをしいてもらった。おばあちゃんが、ママに電話する声がきこえてくる。

「美咲、熱があるみたいなの。明日、近所のお医者さんにつれていくわ。」

せっかくの夏まつりなのに、どうしてこんなときに熱なんて出るんだろう。明日になったら、パパとママもくるから、いっしょにおまつりにいけたのに。

いやだな。注射するのかな。

わたしが思っていたとおり、次の日、やっぱり注射をされた。でもその注射は、薬を入れるための注射じゃなくて、血をとるための注射だった。

いままで見たこともないような、すっごく太い注射。

注射される前から、こわくて涙が出てきちゃう。

血をしらべると、病気の種類がわかるんだって。いままでそんなこと、やったことないのに、どうして今日はするのかな。

すぐにパパとママが、むかえにきてくれた。

夏まつりは、もうおしまい。

ごめんね、お兄ちゃん。もっといっしょに、綿あめ食べたかったな。

日曜日。

「美咲。自転車に乗ろうか。」

パパは、熱がさがったわたしをだっこして階段をおりると、自転車おき場につれていってくれた。

先週、買ってもらったばかりのウサギの自転車。団地の友だちや、保育所の友だちのよりかわいい、ぴかぴかのわたしの自転車。はやく友だちにも、見てもらいたいな。

ハンドルをつかんで、またがる。

ペダルに足をのせて、ぎゅっとふむと、ゆっくり前に進んでいった。いっぱい練習したら、ほじょ輪なしで乗れるようになるよね。

パパが、背中をおしてくれる。

おしてもらうと、自分でこいだときよりも、びゅんってはやく前に出て、顔に風があたってきもちいい。

ふりむくと、パパが、にこにこしながら立っている。

「パパ、もっとおして！」

「よし、それっ。」

パパは、なんどもなんども、背中をおしてくれた。

だけど、このときわたしは、パパが、

『この自転車に乗れるのは、これが最後かもしれないなあ。』

って、思っていたなんて、ぜんぜん知らなかった。

自転車、大好き。明日も、あさっても、いっぱい乗りたい。

だけど、わたしがウサギの自転車に乗るのは、ほんとうにそれが最後になった。

大きな病院へ

月曜日になった。

ママは朝いちばんで、わたしとお兄ちゃんをつれて病院にいった。そこは、いままできたことのない大きな病院で、なかは迷路みたいになっている。

ママは、どんどん奥に進んでいく。

病院のなかには、たくさんの人がいた。白い服を着たお医者さんや看護師さん。パジャマ姿の人や車いすに乗っている人とすれちがう。見たことのない風景に、わたしは、きょろきょろしながらママについていった。

ママは、病院の奥につくと、ろうかにある長いすを見つけた。

「ここにすわって待とうね。」

「うん。」

お兄ちゃんは本を読み、わたしは持ってきた折り紙に、手紙を書くことにした。まだ字は習っていないけれど、お兄ちゃんが書くのを見ていたから、ちょっと書ける。おぼえたての字を書くのは楽しかった。

『ままありがとうまま。』

『ひろきいつもありがとう。』

ひろきっていうのは、パパのこと。どうしてパパって書かないのかって？　うーん、だって、ママがときどき「ひろき！」ってよんでいるから。パパはパパだけど、『さとうひろき』っていう人なんだよね。

　ママにわたすと、

「じょうずに書けたね。うれしい、ありがとう！」

って、よろこんでくれた。笑ったママの顔、大好き。

　お兄ちゃんが、手紙をのぞきこんで、『と』を指でさした。

「逆になっている。」

　お兄ちゃんはやさしいけれど、ちょっとぶっきらぼうなところがある。

「と？」

　ママの顔を見たら、わたしの書いた『と』は、鏡でうつしたみたいに、左右が逆になっているんだって。

「佐藤さん。佐藤美咲さん。」

　目の前のとびらがひらいて、看護師さんがわたしの名前をよんだ。

　ママが、真剣な顔になって、さっと立ちあがる。

「連、ここで待っていてね。」

そう声をかけると、お兄ちゃんが本から目をはなしてうなずいた。

ママといっしょにはいった部屋には、男の先生がいすにすわって待っていた。

「こんにちは。」

わたしの顔を見て、にこって笑う。わたしもちょっとだけ笑って、「こんにちは。」って
あいさつした。

だけど、病院ってやっぱりにがて。

これから、なにをされるんだろうって思うと、どうしても声が小さくなっちゃう。

ママが先生と話をしたあと、わたしだけべつの部屋につれていかれた。

ママがいなくて、ちょっとこわい。

「だいじょうぶ、すぐに終わるからね。」

部屋には、看護師さんがたくさんいる。ベッドの上でうつぶせになってといわれる。

どきどきしながら、ベッドの上にあがった。

「そう。じょうず。」

「すぐに終わるから、ちょっとだけがまんしてね。」

看護師さんたちは、そういうと、わたしの手足が動かないようにおさえつけた。

わたしは、もっとこわくなった。

「いや！」

手足を動かそうとしたけれど、ぜんぜん動かない。

腰のあたりに注射の針がさされる。びっくりした。ものすごく痛い。腰骨が折れちゃうんじゃないかっていうくらい痛くて、わたしは、泣きさけんだ。

「ママ！　ママーっ！」

だけど、どんなに泣いても、どんなに大声でよんでも、ママは助けにきてくれなかった。


薬がきいて、いつのまにかわたしはねむっていた。目がさめると、目の前にママがいた。ママは、すごくほっとしたような顔をして、わたしのほおをやさしくなでてくれる。

「美咲。」

ママのやさしい声。大好きなママの声。

わたしのベッドのまわりは、白いカーテンがかけてあって、ママのほかにはだれもいない。でも、カーテンの外には人がいて、話し声がきこえてくる。そこは、病室だった。

どうしてここにいるの？

お兄ちゃんは、どこ？

はやく、うちに帰ろうよ。

そう思っていると、ママはわたしの目を見て教えてくれた。

「美咲のからだのなかに、悪いバイキンがいるの。今日からここで、いっしょにやっつけるんだよ。」

「バイキン？」

風邪をひいたときに、薬を飲んだことを思いだした。

バイキンをやっつける。いつもみたいに、ママのいうことをきいて薬を飲めば、バイキンをやっつけられるのかな。

わたしは、うなずいた。

だけど、ほんとうは、そんなかんたんなことじゃなかった。

急性骨髄性白血病。
五人のうち四人が死んでしまう、血液のガン。
これが、わたしのバイキンの正体だった。
こうしてとつぜん、わたしの病院での生活がはじまった。

2

入院生活

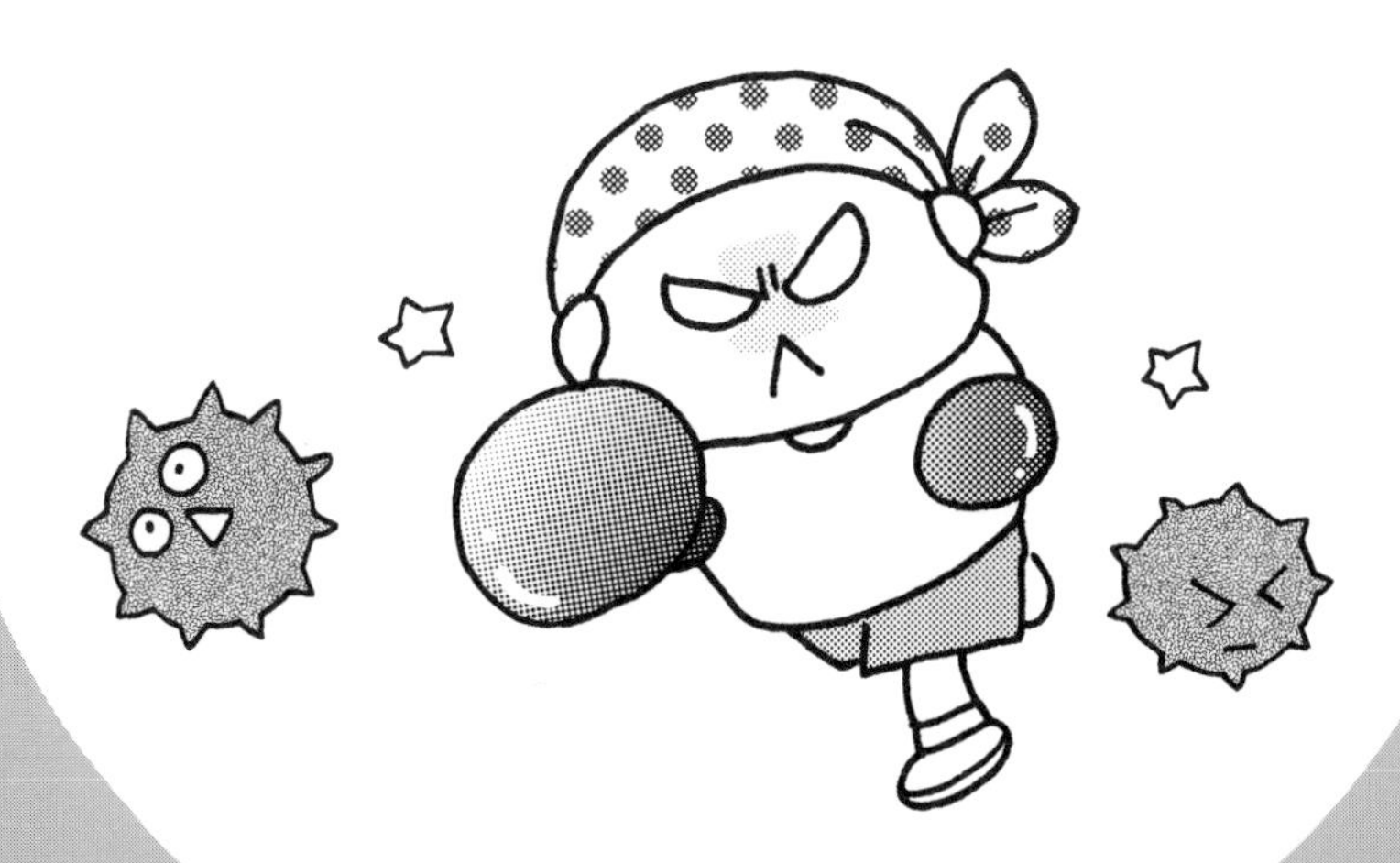

ゴロゴロ棒とマルク

病室での、はじめての朝がきた。

「おはよう、美咲。よくねむれた？」

ベッドのわきには、折りたたみ式のうすっぺらなベッドがあって、ママは、服のままそこでねむったみたいだった。

ベッドのまわりを白いカーテンでかこっただけのせまい空間には、ベッドのほかに、小さな戸だなが、きゅうくつそうにおいてある。

「うん。」

ママに返事をしながら右手を動かすと、手には包帯がまかれていた。うでから手首にかけて、板みたいなものがあててあり、手首が動かせないようになっている。

「ママ、これなに？」

「これはね、点滴っていうの。」

てんてき。わたしはママのいった言葉を、あたまのなかでくりかえした。

よく見ると、手にまかれた包帯から、細くて長いチューブが出ている。チューブは、ベッドのとなりに立っている、ママの背くらいある銀色の棒にぶらさがった袋につながっていた。

袋はとうめいで、なかに水みたいな液体がはいっている。

「この袋のなかに薬を入れると。」

ママの指が、袋をさす。

「ぴゅーって、なかを通って。」

そのままチューブをずっとさしていって、さいごに、わたしの右手をさした。

「ここから、美咲のからだのなかにはいっていくの。」

ママは、包帯から出ているわたしの右手の指先を、そっとなでた。

「これをつけておくと、注射をしなくていいから、痛くないよ。」

バイキンをやっつけるために、どうやら、たくさんの薬を使うらしい。

そのたびに注射をしていると、わたしも痛いし、うでが注射針の穴だらけになってしまう。痛いのは、いや！　穴だらけはもっといや！

だから、点滴を使うんだって。点滴に入れた薬はちょっとずつゆっくりと、わたしのからだにはいるようになっている。

包帯がまかれていて見えないけれど、わたしの手の甲には、注射の針がささったままになっているんだって。

針がささった手なんて、考えただけで痛くてたおれちゃいそう。だけどふしぎ。上から大きなばんそうこうで、ぴったりとおさえてあるから、ぜんぜん痛くない。

「トイレのときは、どうするの？」

「この袋といっしょにいくの。」

よく見ると、袋をぶらさげてある銀色の棒の下には、小さな車輪がついていて、動かせるようになっていた。わたしたちは、この棒を『ゴロゴロ棒』とよぶことにした。

ゴロゴロ棒といっしょに歩いている人は、見たことがある。病院のなかには、そういう人がたくさんいるのだ。

わたしは、チューブとつながっている手をじっと見る。

あれ、でも？

「ねえ、ママ。パジャマはどうやってぬぐの？」

このままじゃ、パジャマがぬげない。

「あれ？　そうだよね。パジャマを着がえるときは、どうするんだろうね？」

あとで看護師さんにきいたら、そのときだけ袋からチューブをはずしてくれるんだって。

よかった。ずーっと、おなじパジャマでいるのかと思った。


ママが、カーテンをあけると、部屋のなかが見わたせた。

ぜんぶで四つのベッドがある。ベッドにいるのは、わたしとおなじくらいの年齢の子と、小学生くらいの子がふたり。みんな、それぞれママがそばについている。そして、みんな、ベッドのわきにはゴロゴロ棒があった。

ほかの子も、わたしとおなじ病気なのかな。

「こんにちは。」

「こんにちは。」

みんなとあいさつする。みんな、バイキンとたたかっている仲間だね。

運ばれてきた朝ごはんを食べおわると、さっそく、治療がはじまった。『抗がん剤』っていう血液のがんの薬を、点滴に入れる。

午後には、検査があった。

看護師さんが、車輪のついた小さなベッドでむかえにきた。これに寝そべって、検査室にいく。もちろん、ママはいっしょじゃない。検査は、きのうの痛くて痛くてたまらないのとおなじ検査だった。

痛みどめの注射や、あたまがぼんやりするねむり薬の注射をしてくれたけれど、それでもやっぱりものすごく痛い。

わたしはなんどもママをよび、思いきり泣いて抵抗したけれど、だめだった。

あたまがふらふらになりながら、車輪のついた小さなベッドに寝かせられたまま部屋にもどってくると、ママが心配そうな顔をして待っていた。

「ママ……。」

ママを見つけて、からだを起こしたとたん、吐いた。

ママが、わたしの背中をさすってくれる。

くるしいよ、ママ、くるしいよ……。

わたしは、吐きながら、心のなかでなんどもいった。

検査では、わたしの腰骨のなかに注射の針を入れて、なかにある『骨髄液』をとりだしているんだって。すごく痛くて、おとなでも「魂をひっこぬかれる。」っていうくらい痛くて、泣いちゃうらしい。

だから、四歳のわたしが泣いても、弱虫なわけじゃないでしょう？

この骨髄液をしらべると、薬がきいているのかどうかがわかる。

だから毎週、やらなくちゃいけない。この痛い検査は『マルク』っていう。わたしは、すぐにこの名前をおぼえた。

夜になると、パパとお兄ちゃんが、お見舞いにきてくれた。

「お兄ちゃん！」

会いたかったよ。きのう、病院でわかれたっきり会えなかったお兄ちゃん。ひと晩、べつべつにすごしただけで、ずいぶん会えなかったような気がする。

パパは、うちから大きな荷物を持ってきた。わたしのぬいぐるみやおもちゃのほかに、わたしの着がえや、ママの着がえ、歯ブラシやタオルなど、たくさん持ってきたみたいだった。

ふたりといっしょに、健じいちゃんとマコばあちゃんもきてくれたよ。健じいちゃんとマコばあちゃんは、ママのお父さんとお母さん。マコばあちゃんは、美人なママのお母さんだけあって、おばあちゃんってよんだらいけないくらいすてき。しかも料理がとってもじょうずなの。

マコばあちゃんは、お弁当を作ってきてくれた。大きな四角い箱。ふたをあけると、色とりどりのおかずがならんでいる。

「わあ、おいしそう！」

病院でも、ごはんが出るけれど、マコばあちゃんのごはんのほうが、だんぜんおいしい。ウィンナに、小さなハンバーグに、たまご焼き！　わたしは好きなおかずだけを、選んで食べた。

ベッドのまわりが、にぎやかになる。

わたしはお兄ちゃんと、絵をかいたりゲームをしたりして、たくさん遊んだ。

楽しかったけれど、時間になってパパたちが帰っていくときは、ちょっとさみしい。

わたしも、すぐにバイキンをやっつけて、はやくうちに帰れるようにするね。

無菌室

三日後、わたしはひとり部屋にうつることになった。

無菌室とよばれる、特別な部屋。

バイキンをやっつけるには、すごく強い薬を使う。そのとき、わたしのからだのなかの、風邪とたたかう力も弱くなっちゃうので、風邪をひきやすくなるんだって。だから、ほかの子と遊んだり話をしたりしないよう、ひとりの部屋にいなくちゃいけないみたい。

いまいる部屋の子たちとも、ちょっとおわかれ。

がんばってくるからね。

「菌のはいっているものは、食べさせないでください。」

ママが、看護師さんから説明をうけていた。

菌っていうのは、ヨーグルトやチーズ、納豆などのなかにいる菌のこと。

バイキンの『菌』は、悪い『菌』だけど、ヨーグルトや納豆のなかにいる『菌』は、ほんとはからだにいい『菌』。

だけど治療中は、いい菌もだめなんだって。

わたしがいるのは、『無菌室』。だから、菌はぜんぶ、だめなんだ。

ヨーグルトやチーズは禁止。納豆も禁止。トマトやレタスなどの生やさいも、ぶどう、イチゴなどの果物も、ほんのちょっとだけど菌がついているかもしれないから禁止。

わたしの好きなお刺身も、大大大好きなイクラも禁止!

納豆はどうでもいいけれど、イチゴとイクラが禁止になったのは悲しい。

その日の夜、パパとお兄ちゃんがお見舞いにきたとき、ハンバーガーとポテトを買ってきてくれた。もちろん、チーズははいっていない。

大好きなお兄ちゃんと、ベッドにすわりながらポテトを食べる。

「おいしいね。」

「うん、おいしいね。」

大好きなお兄ちゃんといっしょに食べれば、おいしさもアップ！

イクラが食べられなくても、ほかに好きなものがたくさんあるからへいき。明日は、なにかな。マコばあちゃんは、なにを作ってきてくれるかな。


だけど、抗がん剤の副作用は、食べたいきもちをふきとばすくらい、どんどんきつくなっていく。

副作用っていうのは、薬の本来の目的じゃない症状が出ること。

風邪薬を飲んだら、ねむくなることがあるよね。それが副作用なんだって。

抗がん剤は強い薬だから、いろんな副作用が出る。きもちが悪くなったり、熱が出たり、おなかをこわしたり、手や足にぶつぶつが出たり。

抗がん剤を入れるときは、点滴の袋に薬を入れるだけだから、わたしは、ベッドの上で横になっていると終わっちゃう。

だけど、抗がん剤を入れたあとは、かならずきもちが悪くなった。

「ママ。きもち悪い。」

「吐きそう？」

ママが、ベッドのわきにおいてある、ピンク色のバケツに手をのばす。

どのくらいきもちが悪いと吐くのか、よくわからない。

「ママ……。」

そういったとたん、吐いた。

ママはバケツでうけとめて、わたしの背中をさすってくれた。

このころから、わたしの髪がぬけはじめた。

これも、抗がん剤の副作用。まくらカバーやシーツに、ぱらぱら落ちている。どのくらい、ぬけるんだろう。

きもちの悪い時間がふえてきた。だけど、食べないと体重がへっちゃうから、少しでも食べられるようにって、ママは、わたしの好きなものをたくさん用意してくれた。

メロンパン、カップラーメン、柿の種、クロワッサン……。

「病院のごはんも食べなさい。」

ママはそういうけれど、朝からなんども吐いたあとに、

「カップラーメン食べたい。」

って、わたしがいうと、ママはすぐに作ってくれた。もちろん、ちゃんと先生にきいてからじゃないとだめなんだけど。

抗がん剤のほかにも、薬は何種類もあった。目薬や、イソジンでのうがいはいいけれど、ほかの薬は、注射を使うことが多い。

注射のたびに、痛くて涙が出ちゃう。

やっぱり注射はきらい。看護師さんが、銀色の小さなトレイを持ってはいってくると、注射だってわかるから、悲しくなる。

こんなにたくさん薬を使っているのに、ごはんのあとに、さらにもうひとつ、とんでもなくいやな薬がふえた。

ファンギゾンシロップ。通称、ファンギ。

いままでは、イソジンでのどのうがいをしていたけれど、これからはファンギで、のどの奥まで消毒をするんだって。

さいしょに見たときは、色はマンゴーみたいな黄色だし、おいしいのかなって思っていた。名前も、シロップっていうし。

使い方は、ちょっとかわっている。

湯気の出る吸引器のなかにファンギをたらして、その湯気を吸いこんで使う。

ママが、用意のできた吸引器を持ってくる。遠くからすでに、へんなにおいがしている。いやな予感。おそるおそる、口にくわえたとたん……。

「おえっ！」

なにこれ！　あたまを、ハンマーでなぐられたぐらい、まずい！

「ありえない！」

口から吸引器を吐きだし、そう叫ぶ。二度と口のなかに入れさせないように、かたく口を閉じてママをにらみつけた。

だけど、こういうときのママはこわいんだ。

「だめ！」

そういって、ぐいぐいと吸引器をわたしの口に近づける。

「ぜったいいや！」

歯をくいしばったまま、首を横にふるけれど、ママはゆるしてくれない。

「ほんとに、ありえないって。まずいって！」

わたしがそう叫ぶと、ママは、そっと吸引器を自分の鼻に近づけて、においをかいだ。

そして、鼻のなかにちょくせつ湯気がはいったとたん、大きな梅干しを食べたときみたいな顔をした。

ほら！　だからいったじゃない！

だけど、それでもあきらめないのが、わたしのママ。

「にがいからいいよ。」とか、「つらいなら、やめてもいいよ。」って、ぜったいにいわない。

「やらないと、バイキンをやっつけられないよ。」

そういいながら、吸引器を近づけてくる。

少しでも口をあけたら吸引器をおしこまれてしまう。わたしは、口を閉じたまま、後ずさりする。でも、ベッドの上にいるわたしは、逃げられる場所がほとんどないんだ。

さいごは、ママに負けて、ファンギの悪魔のようにまずい湯気を吸わされることになる。

うえぇ……。

目から涙が、ぼろぼろとこぼれる。だけど、終わったら、ママが、

「がんばったねえ、美咲！」

そういって、ぎゅうっと抱きしめてくれる。

ママのうでのなかは、あったかい。ママ、わたし、がんばったでしょう？

だから、はやくうちに帰りたい。

もうすぐ、わたしの誕生日だよ。

病院でむかえる誕生日

入院して一週間。五歳の誕生日は、病院でむかえることになった。

生クリームが禁止されているわたしのために、ママが、バウムクーヘンをきれいにかざりつけてくれた。

「美咲、おめでとう!」

パパ、ママ、お兄ちゃん。

健じいちゃん、マコばあちゃん。

本町のおじいちゃんとおばあちゃんもきてくれた。

わたしとママがずっと病院にいるから、パパとお兄ちゃんはいま、本町のおじいちゃんたちの家に住んでいる。

お兄ちゃんは、小学校も転校したんだって。あたらしいお友だち、できたかな。

保育所の先生もきてくれたよ。

「美咲ちゃん、みんな待っているからね。はやくよくなってね。」

先生は、保育所の友だちが書いてくれた、色紙を持ってきてくれた。友だちに、はやく会いたいな。

がんばったら、会えるよね。

もっとがんばったら、うちに帰れるよね。

「あしたから、注射、がんばる！」

わたし、みんなに宣言した。

「えらいぞ！」

「がんばれ、美咲！」

みんなが、わっと拍手をしてくれる。あんまりみんながよろこぶから、わたし、ちょっと不安になってきいてみた。

「でも……泣いてもいいんでしょ？」

だって涙は、がまんしても出ちゃうんだもの。

みんな、いいよっていってくれた。

ありがとう。わたし、もっともっとがんばるね。

髪がぬける

翌朝、髪がごっそりぬけていた。

きのうまでは、ぱらぱらってまくらカバーやシーツについているだけだったのに、今日は起きたら、まくらカバーが黒くなるくらいだった。

髪をつかんでひっぱると、たばになってぬける。

「抗がん剤がきいているってこと。また、生えてくるからだいじょうぶ。」

ママはへいきな顔をして、かわいいバンダナをたくさん買ってきて、わたしのあたまにまいてくれる。

「美咲は、なにやってもにあうわ。」

おしゃれなママが選ぶバンダナは、色もデザインもすごくかわいい。鏡で見ると、ミュージシャンみたいだ。

「こっちむいて。」

ママはそういって、何枚も写真をとってくれた。ちょっといい気分。

翌日からも、髪がどんどんぬけていく。そして、わたしの具合も、さらに悪くなっていった。

きもちが悪い。なにも食べたくない。熱が出てだるい。おなかも痛くなって下痢をする。そして、なんどもなんども吐いた。

ベッドの上に起きあがるのもいやになり、おもちゃで遊ぶこともできない。

わたしは、ベッドで横になったまますごした。

副作用が強くなるたびに、飲む薬がふえる。下痢をとめる薬。きもちが悪いのをなおす薬。熱を下げる薬。

検査のためにうでに注射して、なんども血をとった。マルクもなんどもやった。

そのたびに、痛くてこわくてたまらなくて、涙が出ちゃうけれど、誕生日にみんなに、「がんばる。」って約束したんだもん。

「美咲、だいじょうぶ?」

ママがきくけれど、わたしはちゃんとこたえたよ。

「がんばる!」って。

その夜、パパがお見舞いにきたとき、ママとケンカしていた。

わたしが病気になったから、ケンカしているのかな。

ごめんなさい。わたしがよくなったら、ケンカしないでいられるね。

はやくよくなるようにがんばるから、ケンカしないでね。


九月になって、抗がん剤のさいしょの四週間の治療が終わった。

ゴロゴロ棒につながった、点滴のチューブをはずしてもらったよ。針はまだ、手にささったままで包帯がまかれているけれど、自由に動けるって、なんてすてき。

もう、トイレにゴロゴロ棒といっしょにいかなくていいんだもの。着がえも自由にできるんだもの。

それに、抗がん剤が終わると、きもち悪いのがなくなるから、わたし、うれしくてベッドの上でおどりまくっちゃった。

ベッドの上に立つと、ママの背より大きくなる。

みはらしがよくて、ベッドの上はステージみたい。バンダナをしたわたしは、スターになった気分。

ママの好きな歌手の曲を、いっしょに歌っておどる。看護師さんたちが、じょうずだねって、見にきてくれて楽しかったな。

家族いっしょに

わたし、ちょっとだけ、うちに帰れることになったよ！

やったね！

だけど、ほんとうはサイアクで、抗がん剤をたくさん使っても、バイキンをやっつけられなかった。

わたしがなおるため、ううん、生きるためには、もう、手術しかないんだって。

それをきいたパパとママは、すごくがっかりして、ほんとにがっかりして、見かねた先

生が、
「少しうちで、ゆっくりしてきてくださいね。」
って、ふた晩だけ、うちに帰ることをゆるしてくれたんだ。

わたしたちは、健じいちゃんのうちに泊まりにいったよ。なんで、団地のうちじゃないかっていうとね、もうないから。

だって、わたしとママは、ずうっと病院にいるし、お兄ちゃんとパパは、本町のおじいちゃんのところにいる。

団地のうちはいらないよねってことになって、もうひっこしちゃったんだって。

でも、それって、わたしの病気がなおるまで、まだまだ時間がかかるってことだよね。

そのときはそんなこと、考えてもいなかったけれど。

健じいちゃんのうちにつくと、わたしの好きなハンバーグや、フライドチキンやフライドポテトがたくさんならんでいた。チーズののっていないピザもある。

みんなといっしょでうれしくて、たくさん食べたよ。マコばあちゃんって、ほんとうに料理がじょうず！

お風呂は、健じいちゃんが入れてくれた。

健じいちゃんがわたしのあたまをごしごしって洗ったら、ちょっとだけのこっていた髪の毛が、ぜんぶとれて、つるつるのあたまになっちゃった。

お風呂から出てきたわたしを見て、みんな、「かわいい！」っていってくれて、うれしかった。ママは、またあたらしいデザインのバンダナを買ってきて、おしゃれにむすんでくれた。

わたし、うれしくて、

「病院にもどったら、またがんばる！」

って、さっそく宣言。

みんな、がんばれって応援してくれたよ。

寝るときは、パパとママとお兄ちゃんと、四人で横になった。

「ひさしぶりだなあ。」

パパが、にこにこしている。

家族みんないっしょ。パパの声がして、ママがそばにいて、手をのばせば、となりのお兄ちゃんにさわれる。

ママは、お兄ちゃんに会えてうれしそう。ずっと、「連。連。」って、お兄ちゃんをよんでいる。

お兄ちゃんは、てれているけれど、やっぱりママといっしょがいいよね。

うれしくて、ねむりたくない。だけど、横になったらすぐにねむっちゃった。

楽しい時間って、どうしてこんなにはやくすぎていくんだろう。

病院にもどる日の朝、ふとんの上でごろごろしていると、ママが部屋までよびにきた。

「美咲。いつまで寝ているの？」

寝てないよ。起きていないだけ。

「ねむい。」「だるい。」「おなかいたい。」

起きたくなくて、いろいろいってみたけれど、ママにはうそだって、すぐにわかったみたい。

「もう起きなさい！」

ママのおこった声がした。

もう起きなくちゃいけない。

起きて、病院にもどらなくちゃいけない。

急に悲しくなった。

みんなにはがんばるっていったけれど、だけど、ほんとは病院になんて、もどりたくないんだもの。ずっとここで、みんなといっしょにいたいんだもの。

「だって、病院にもどるんでしょ！　注射、もうしたくない！」

そうママにむかっていうと、ママは、こまったような顔をしながらわたしのそばにすわって、つるつるのあたまをなでてくれた。


　ごめんなさい、ママ。

わかっているの。もどらないと、バイキンをやっつけられないんだよね。

わたしが、がんばれればまた、みんなでいっしょにいられるんだよね。

いやだったけれど、ママが用意してくれた洋服に着がえる。ママは、あたらしいバンダナを、かわいくむすんでくれた。

一万人にひとり

病院の無菌室にもどると、すぐにまた、ゴロゴロ棒にぶらさがった点滴のチューブがつけられた。だけど、それはほかの薬用。こんどはいままでよりも、もっと強い抗がん剤の治療をしなくちゃいけないから、あしたはそのための手術をするんだって。

ママが、説明してくれる。

「こんどは胸に、チューブをつけて、そこから抗がん剤を入れるんだよ。」

チューブは、心臓のそばの太い血管につけるらしい。そして、つけたチューブは、わたしの胸からはえてるみたいに飛びでているんだって。

「痛い？」

「美咲がねむっているあいだに、手術しちゃうし、動かないようにテープで止めておくから、痛くないよ。」

わたしは、安心した。

手術室にはいるときはちょっとこわかった。

マスクをして、あたまにシャワーキャップみたいなものをかぶった先生が、わたしの顔をのぞきこむ。

「美咲ちゃん。いっしょに数をかぞえようね。じゃ、いくよ。いーち、にい、さん……。」

そこまでしか、おぼえていない。麻酔がきれて目がさめたときには手術は終わり、わたしは病室にもどっていた。

「よくがんばったね。」

ママがほめてくれて、うれしかった。

「胸のところ、痛い?」

まだ麻酔がきいていて、ほとんど痛くなかった。わたしが首を横にふると、ママが安心したように笑顔になった。

ママの笑った顔、大好き。

次の日から、いままでよりも、十倍強い抗ガン剤の治療がはじまった。わたしの胸から飛びでている白いチューブから抗ガン剤を入れると、からだじゅうにどんどん流れていくんだって。

治療がはじまると、わたしは、前よりももっときもちが悪くなって、なんども吐いた。

おなかも痛い。からだのあちこちが、もっともっと痛くなって、がまんできずに夜中になんどもママを起こした。

つらかったけど、パパもお兄ちゃんも健じいちゃんも、毎日、お見舞いにきてくれた。

みんなの顔を見ると、がんばらなくちゃって思ったよ。

手術のために、パパやママたちの、骨髄液の型をしらべる検査をすることになった。

わたしは、『骨髄移植』っていう、ほかの人の健康な骨髄液を、からだに入れる手術をうける。

だけど、骨髄液には『ＨＬＡ』という、ふくざつな型があって、型がぜんぶおなじじゃないとだめなんだって。

パパやママだと、おなじ型の可能性が高いけれど、さらに、きょうだいのほうがもっと可能性が高くなる。だけどそれでも、四分の一の確率なんだって。

もしも、お兄ちゃんが四人いたら、だれかひとりは合うことになるけれど、ざんねんながらわたしの大好きなお兄ちゃんは、ひとりしかいない。

パパとママ、お兄ちゃん、しんせきのお姉ちゃんなど、何人もが病院にきて検査をうけてくれたよ。血をとって調べる検査。

お兄ちゃん、痛くてごめんね。でも、お兄ちゃんならきっと泣いてなんかいないよね。

何日かして、結果が出た。

どうか、だれかの型が、わたしとおなじでありますように！

みんなが祈ってくれたけれど、わたしとおなじ型の人は、だれもいなかった。

パパもママも、すごくがっかりした。

骨髄液がなかったら、わたしは生きられないのに。

まだ五歳なのに。ウサギの自転車も乗りこなせていないし、小学校にもいっていないのに。

わたしとおなじ型の骨髄液を見つけるために、パパとママは、骨髄バンクでさがしてもらうことにした。

骨髄バンクは、『白血病の患者さんに、自分の骨髄液をあげてもいいですよ。』という人が、登録しているところ。だけど、おなじ型の骨髄液を持つ人は、世の中に、一万人にひとりくらいしかいないいんだって。

一万人にひとり！

小学校のひと組が四十人だとしたら、二百五十組ないと、おなじ型の人がいないってこと！

このとき、骨髄バンクには、一万人も登録していなかったから、もしかしたら、わたしとおなじ型の人はいないかもしれない。

いなかったら、どうなるの？　わたし、生きられないの？

「どうか、おなじ型の人が、骨髄バンクに登録していますように。」

パパもママも、神さまになんどもお祈りしていた。

そんなことになっているとも知らず、わたしは、抗ガン剤の副作用とたたかっていた。毎日、きもちが悪くて吐き、熱が出てだるく、ずっとおなかをこわしていた。少しだけ、気分がいい日は、ベッドの上に起きあがっておもちゃで遊ぶ。無菌室は、わたししかいないから、ひとりで遊ぶしかない。

その日は、マジックペンでお絵かきをすることにした。ベッドの上に紙をひろげ、いろんな色のマジックペンを使って、パパの似顔絵や、食べたいものの絵をかいて遊んでいた。

イチゴが食べたいな。おだんごも、食べたいな。わたしは、お月見のときのおだんごを、おぼんに山もりにしてかいた。

ママは、おだんごの絵をほめてくれたあと、

「ちょっと、電話してくるね。」

といって、部屋を出ていった。

次に、むらさき色のマジックペンで、ぶどうの絵をかいているときだった。

「あれ?」

ショートパンツ型のパジャマから出ているふとももものところに、マジックペンの色がついている。

いけない。また、ママにおこられる！

いつも、いろんなところにつけて、ママにおこられていたから、わたしはあわてて消そうとした。手で、ぎゅっぎゅってこすったけれど、マジックは消えるどころか、ふとももものところにむらさき色が、どんどんひろがっていく。

どうしよう。

ママがもどってくる前に消さないと。

「ただいまあ。」

ママがもどってきた。ママは、ふとももをさわっているわたしを、すぐに見つける。

「なにやったの？」

ママが近づいてきた。ああ、おこられる！

肩をすくめて、ママの雷が落ちてくるのを待った。

『まったくもう！　だから気をつけなさいっていったでしょ！』

そういわれるはずだった。

だけどママは、わたしのふとももを見ると顔色を変え、わたしの手をつかんだ。

「美咲。こすっちゃだめ！」

びっくりして、ママを見る。

ママは、すぐに看護師さんをよんだ。

むらさき色はマジックペンではなく、内出血だった。

わたしのからだは弱くなっていて、ぶつけただけで、かんたんに内出血して、むらさき色のあざができてしまう。ふとももは、どこでぶつけたのかわからない。もしかしたら、ぶつけなくても内出血したのかもしれなかった。

強い抗ガン剤で、バイキンをやっつける。でも、抗がん剤は、わたしのからだも弱くする。わたしは、ぎりぎりのところで、たたかいつづけていた。

白雪姫

夜は、ちょっと気分がよくなったけれど、ベッドの上でおどるのはやめて、ビデオを見てすごすことにした。

友だちがいなくても、さびしくないように、パパがいっぱい持ってきてくれたビデオのなかから、『白雪姫』を見ることにした。

黒い髪と、雪のように白い肌の、美しい白雪姫。

だけど、王さまのあたらしいお妃さまは、ほんとうはおそろしい魔女で、白雪姫が美しいことが気に入らない。家来に「白雪姫を殺しておしまい。」って命令している。

白雪姫が、殺されちゃう！

だけど家来は、白雪姫のあまりの美しさに、殺すことができずに、「さあ、お逃げなさい。」って、森に逃がした。

えっ、そうなの？ きれいなら、殺されないんだ！

「ママ！」

「なあに？」

「美咲だったら、どうせ殺されたんでしょ！」

いいながら、涙が出てきた。

「そんなこと、あるわけないでしょ。」

ママは、大笑いしている。

「だいじょうぶ。美咲はかわいいよ。」

ママはそういって、わたしのバンダナのあたまを、やさしくなでてくれる。

ほんとに？　ほんとに？　だって、黒い髪と白い肌じゃないと、だめなんでしょう？

わたし、黒い髪どころか、ぜんぜん髪の毛がないのに……。

寝る前にママは、わたしに、タオルケットをきれいにかけてくれた。ママのさらさらの髪が、ママの肩からわたしの顔の前に、するりと落ちてきた。

「ママの髪、さわっていい？」

そういって手をのばしたら、ママは、ぱっとからだを起こして、

「髪の毛は、バイキンいっぱいついているから、さわっちゃだめ。」

っていう。

「そしたら、わたしの髪の毛がなくなったのは、バイキン、やっつけたから?」

「うん。でもまた、生えてくるよ。」

ママは、そういってやさしく見つめてくれる。

「生えてこなかったら、おしょうさまになるかもよ。」

お寺のおしょうさまだったら、髪がなくてもへいきだもん。もしも、生えてこなかったら、お寺さんで、はたらこうかな。

そう思いながら、わたしはいつのまにか、ねむりについた。

次の日、ベッドの上でココアを飲んでいたら、つけっぱなしにしていたテレビでコマーシャルをやっていた。

『あなたの髪、きっと生えてくる!』

え? いま、なんて?

わたし、ききのがさなかったよ!

「ママ！　きっと生えてくるって！」

ママもちゃんときいていたらしく、

「うん！　生えてくる！」

なんだ、おしょうさまにならなくても、だいじょうぶなんだ。よかった。

大きくなったら、なにになろうかな。

わたしは想像して、楽しくなった。だけどまず、お兄ちゃんのおよめさんにならなくっちゃね。


入院してから、三か月がたった。病院のなかにいると、ずっとあたたかいけれど、もう十一月。外はすっかり寒くなってきた。

骨髄バンクから連絡がきた。

わたしとおなじ型の人が、三人もいてくれたんだって！

パパもママも、すごくうれしかったって。

わたしは、手術のためにべつの病院にうつることになった。

いままで、いっしょに遊んでくれた看護師さんや、先生たちが、「手術、がんばって
ね。」って、応援してくれる。
ありがとう。わたし、がんばってくるね。

3

あたらしい病院(びょういん)

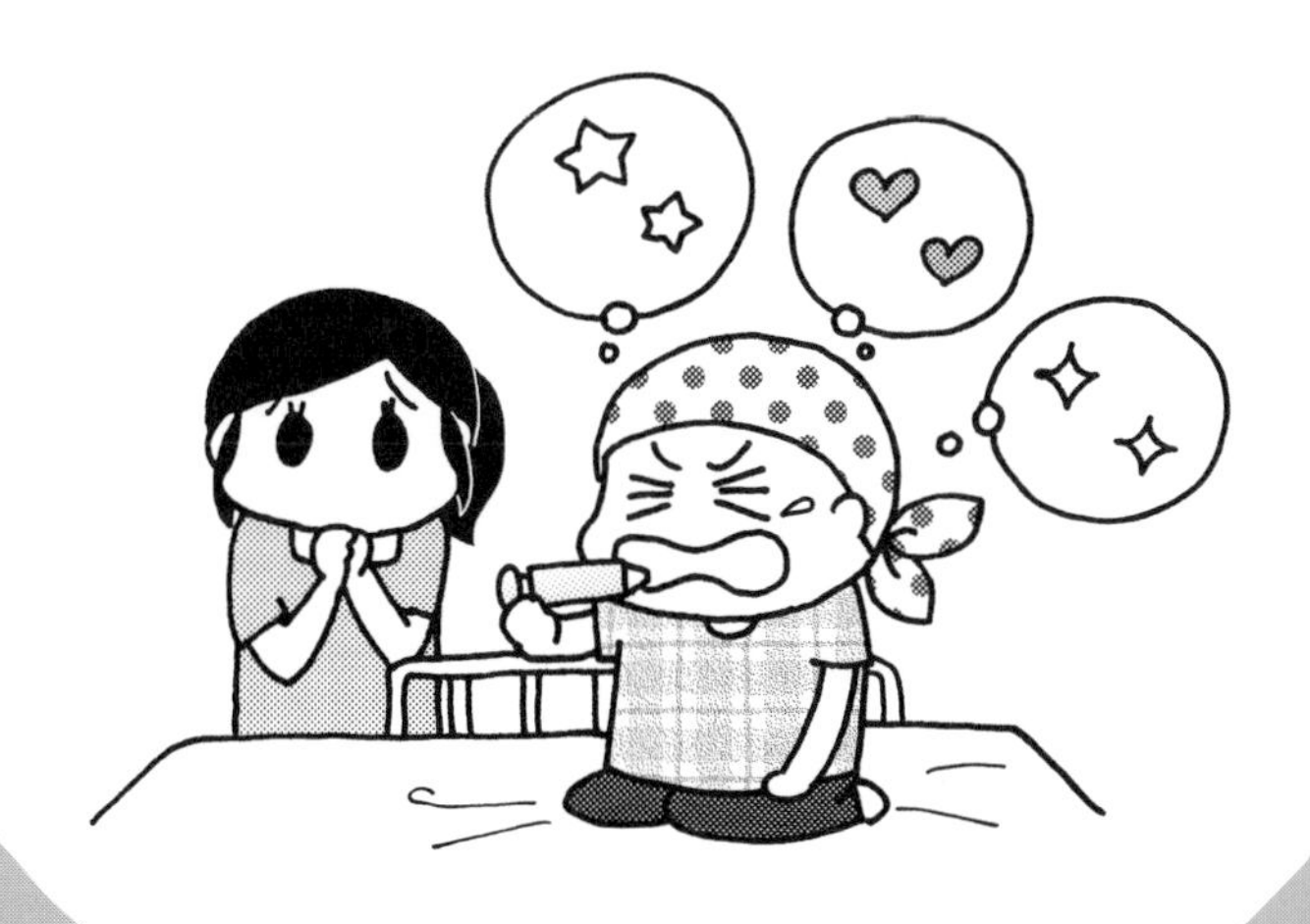

日向先生

あたらしい病院は、べつの県にあり、パパとお兄ちゃんがいる本町のおじいちゃんのうちからクルマで四時間もかかる、大きな町にある。

もう、いままでみたいに、パパやお兄ちゃん、健じいちゃんたちが、毎日のようにお見舞いにこられなくなった。

でも、バイキンをやっつけるためだもん。わたし、さみしいなんていっていられない。

ここは、いままでいた病院よりも大きいけれど、わたしのいるところは、やっぱり白いカーテンでかこまれた、ベッドのある小さなスペースだけ。だから、あんまり大きい病院ってかんじがしない。

わたしの部屋は、前とおなじで四人いる部屋。みんな、五歳になったわたしより小さな子ばかり。苦い薬や、痛い検査をがんばっているなんてすごい。

負けられないね。

「こんにちは。よろしくね。」

担当してくれるお医者さんが、ベッドにきてくれた。パパとおなじ年齢くらいで、肌の色がすごく白い。

「先生、ごはんちゃんと食べていますか？」

って、わたしが心配しちゃうくらい、やせた男の先生。

日向先生っていうんだって。ひなた、ってお日さまみたいな名前だよね。

すごくやさしそうに見えたけれど、でも、それはちがうってすぐにわかった。だって、日向先生は、あの痛いマルクを、うとうとするねむり薬の注射を使わずにやるっていうんだもの。

ねむり薬を使って、目の前がぼんやりしていても、すごく痛いのに、使わずにやるなんて、まさに鬼！

「いやーっ！　ママー！」

思いきり泣いて叫んであばれようとしたけれど、日向先生は、そんなことはおかまいなしに、わたしの腰に注射の針をさしこんだ。

「うわーん！」

信じられない。日向先生、いちど自分でやってみたらいいと思うよ。ほんとうにほんとうに、ほんとーうに痛いんだから。

だけど日向先生も、わたしたちをいじめるためにやっているんじゃない。

「ねむり薬も注射だから痛いでしょ。だったら痛いのは一回だけのほうがいい。それに、子どもはあのマルクをする部屋にいることがこわい。こわい時間はできるだけ短くしてあげたいんです。」

日向先生のいうとおり、マルクをする部屋には、一秒でもいたくない。だけど、痛いのもいやなんだけど。

だから、ほとんどの子どもたちは、ねむり薬を使ってもらっていた。

ママは、使わなくていい薬なら、使いたくないって思っていたみたいだけど、わたしが泣くから、やっぱり使ってもらうことにした。

ノリちゃん

わたしの部屋は、わたしより小さな子ばかりだけど、となりの部屋には、わたしとおない歳のノリちゃんがいた。ノリちゃんは、わたしとはべつの種類のがんなんだって。おない歳どうし、わたしたちはすぐになかよくなった。

「ノリちゃん、遊ぼう。」

そう声をかけて、わたしたちはプレイルームにいく。

病棟のなかには、ベッドのある部屋のほかにプレイルームがあって、そこにはおもちゃや絵本がおいてある。床にすわって遊べるように、じゅうたんもしいてある。

「これで遊ぼう。」

ノリちゃんの前に、わたしはパパに買ってもらったお人形を出した。

「いいよ。」

わたしたちは、お人形さんごっこをはじめた。わたしたちのお人形さんごっこは、ふつうとちょっとちがう。

だって、ふつうの子は、遊園地にいったり、レストランにごはんを食べにいったり、かわいい服を着たりするのがふつうだけれど、わたしたちは、遊園地にはいけないし、食べたいものも自由に食べられないし、着ている服はパジャマばかり。それにふたりとも、髪の毛がないんだもの。

わたしたちのふつうは、病院のなかのこと。

だから、それがそのまま、お人形さんごっこになる。

「今日は、マルクですよ。」

「先生、痛くしないでください。」

「すぐに終わりますからね、じっとしていてください。」

こんなかんじ。

「じゃあ、胸の音をききますよ。はい、息をすってとめて。」

ノリちゃんは、聴診器のあてかたも本格的だ。わたしがお人形を動かすと、

「あ、息をとめたままですよ。」

って、すぐにおこられちゃう。

そばで見ていたママや看護師さんたちは、「うまいわねえ。」って、びっくりしていた。

プレイルームで遊ぶのは、楽しい。だけど、ときどき、

「しばらくのあいだは、ベッドからはなれちゃいけません。」

っていわれるときがある。

それは、ベッドのまくらのそばに、大きな機械がとりつけられたとき。特別な空気清浄機で、ここから一メートルくらいが、無菌のすごくきれいな空気になる。

つまり、これがついたときは、ベッドからおりたらすぐにアウト！

その日は、いっしょの病室にいる男の子の誕生日で、みんなで誕生会をすることになっていた。だけど、空気清浄機がついて、ベッドからはなれられないわたしは参加できなくて、遠くから見ているだけ。いっしょにお祝いしたいのに。

それに気づいたノリちゃんが、わたしのところにきてくれた。さすがノリちゃん。うれしいな。だけど、しばらくしたら、誕生会に参加している子が、ノリちゃんをよんだ。

「ノリちゃーん。」

「なに？」

ノリちゃんは、ぱっとむこうにいってしまい、それきりこっちにきてくれない。

「ノリちゃん、こっちきて。」

そういえばいいんだけど、声がかけられない。こういうときって、どういうふうにしたらいいんだろう。わたしは、ベッドの上から、みんなが楽しそうに誕生会をするようすを見ているしかなかった。

自由に動けたらいいのにな。

たくさんの検査

手術の日が決まった。

年があけた、一月二十七日になったと、ママが教えてくれた。

わたしとおなじ型の骨髄液の、三人の人たち。そのうちのひとりが、わたしのために骨髄液をわけてくれることになった。

手術の日が決まると、わたしの検査もふえていった。

今日は、ＭＲＩをする日。抗がん剤の治療をつづけていると、頭のなかに問題がおきることがあるから、頭のなかのようすを見るんだって。

「ＭＲＩってどんな機械？」

ママにきいてみる。

「せまいトンネルみたいなところにはいって、写真をとるらしいよ。」

「痛い？」

「痛くないよ。じっとしていれば、すぐに終わるよ。」

痛くないといわれて、安心した。

ＭＲＩの部屋にいくと、大きくて白い機械がおかれていた。ひとり乗りの宇宙船みたいな迫力がある。

看護師さんにいわれて、細いベッドに横になる。

このベッドごと、宇宙船のなかにはいっていくらしい。

どきどきした。

トンネルは、わたしが思っていたよりずっとせまいんだもの。

「ママ？」

「いるよ。だいじょうぶよ。じっとしているのよ。」

ママがそばにいてくれれば、きっとだいじょうぶ。そう思ったけれど、そのあと、ママも看護師さんたちも、みんな部屋の外に出ていった。

ちょっと待って。ひとりきりなの？

ゆっくりベッドが動いて、宇宙船のなかにすすんでいく。急にこわくなってきた。

そして、宇宙船はいきなり、ものすごい音をたてはじめた。

ドンドン！　ガゴ！　ギーッ！　ガッガッガッ！

なにこれ、なにこれ！

「ママーっ！」

叫んだけれど、トンネルのなかにあるスピーカーからは、先生の声しかきこえてこない。

「美咲ちゃん、じっとしていて。」

「いやーっ、ママーっ！　やめてくださいー！」

思いきりあばれたら、すぐに出してもらえた。

MRIは、やりなおしになっちゃった。

わたしが、あんまりこわがるから、次は、ねむり薬でねむっているうちにやることになった。よけいな薬を、わたしのからだに入れたくないママは、ちょっと心配そうだ。

そうだよね、ママ。

わたし、もっとがんばらないといけないね。

でも、あの宇宙船のなかはくらいし、すごい音がするし、ほんとにこわいんだよ。

そのかわりというわけじゃないけれど、わたしは、自分のできることを、もっとがんばってみることにした。

ごはんのあとにやっている、ファンギ。

いまは吸引器で、湯気になったものを吸いこんでいるけれど、おとなの人たちがやるように、シロップごと飲んでみることにしたのだ。

ありえないほどまずいシロップを、直接飲みこむなんて考えただけで、おえってなるけれど、でも、そのほうがよくきくんだって。

よくきく。

バイキンをやっつけられる。

つまり、はやく、うちに帰れるってこと！

「ママ！　やってみる！」

夕食後、わたしの決意をきいたママは、看護師さんから注射器をもらってきた。五センチくらいの針のない注射器。ママは、すごく真剣な顔をして、注射器をじっと見ながらビンのなかにはいっているシロップを、決められた量だけ吸いとる。

「舌の上にのせないでね。」

注射器のなかの、どろりとしたマンゴー色のシロップを見ながらママにお願いする。

「わかってる。のどの奥のほうにたらすからね。」

ママは、シロップのはいった注射器を持ち、わたしを見てうなずいた。

「ハート、ハート、おほしさま……。」

わたしは、ぎゅっと目を閉じて小声でつぶやく。

「なにしているの？」

「あたまのなかにね、ハートをいっぱい思いうかべるの。そうしたらきっと、シロップがまずくなくなると思う。」

これは、わたしが思いついた方法。楽しいことを考えたら、いやなこともいやじゃなくなるんじゃないかなって。

ママは、右手に注射器を持ち、左手でわたしの鼻をつまんだ。

「いい？」

「ハート、ハート……！」

わたしは、目をぎゅっとつむったまま決心して、大きく口をひらいた。ママが、注射器を口のなかに入れて、のどの奥にシロップを一気に押しだす。

ぐっ。

まっずーい！

ぎゃー、のどの奥でも、まずいものは、まずい！

ハート、ハート、ハート、ハート、ハート！

あわてて、ハートをたくさん思いうかべる。ハートが、ばりばり割れて、失恋したハートだらけになる。

思いきって飲みこむ。苦いかたまりが、のどの奥をとおっていく。ママが、わたしの鼻をつまんでいた手をはなした。

鼻から空気が流れこんでくる。シロップのにおいがのどの奥でひろがって、まずさ百倍！

「だめ！　まだ、手をはなしたらだめぇ！」

あわてて自分の手で鼻をつまむ。

そのまま、じっと、まずさがのどの奥から消えるのを待つ。水を飲んで、うがいして、このまずさをなんとかしたいんだけど、のどを消毒するためのシロップだから、そんなことしちゃだめなんだって。

じっと、うずくまっているあいだ、目からは涙がどんどん出てくる。

でも、できた！

わたしは、涙まみれになりながら、シロップを飲みこめた達成感につつまれていた。

これで、うちに帰る日に少し、近づけたのかな。

骨髄液がもらえない

だけど、わたしがどれだけがんばっても、世の中はすべてうまくいくわけじゃない。

骨髄液をくれる予定だった人が、だめになった。

「えっ、どうしてですか？」

日向先生の部屋でそういわれたママは、おどろいてたずねた。

「こちらにも、教えてもらえないんです。」

日向先生も、こまった顔をしていた。

骨髄液は、だれがくれるのかわからない。どこに住んでいるかも、どんな仕事をしている人かも、教えてもらえないことになっている。

わたしやママだけじゃなく、日向先生も知ることができない。だから、どんな理由でだめになったのかもわからない。

わかるのは、わたしの手術の日が一月二十七日ではなくなったということだ。

ママが、真っ赤な目をして、わたしのベッドのところにもどってきた。そのとき、わたしはねむっていたみたい。

カーテンをしめて、ママは泣いていた。

ママは、おこりんぼうだけど、いつも元気に笑っている。わたしが入院してからも、パパをしかったり、なかなか会うことができないお兄ちゃんを心配しながらも、ずっと元気な声で、「だいじょうぶ。」っていってくれる。

そのママが、泣いていた。

ほかの人に迷惑をかけないように、わたしを起こさないように、ママはタオルをぎゅっと口元におしあてて、声がもれないようにして泣いていたんだ。

骨髄液がないと、わたしは生きられない。

わたしとおなじ型の骨髄液の人は、これで、あとふたりになった。ふたりとも、だめっていったら、どうなっちゃうんだろう。

日向先生は、もうひとつ心配をしていた。

わたしの治療は、手術の日にあわせてすすめられている。次の人が、すぐに「いいですよ。」っていってくれればいいけれど、「半年あとじゃないとだめ。」とか、「やっぱりやめます。」といったら、これまでやってきた治療を、すべてやりなおさなくちゃいけない。すでにもう、抗ガン剤の治療で体力がなくなっているのに、これをもういちどやったら、わたし、手術ができないくらい弱ってしまうかもしれない。

どうか、次の人がすぐに、「いいですよ。」って、いってくれますように。


お正月は、うちに帰れることになった。

この前のときみたいに、みんなで健じいちゃんのうちにいった。マコばあちゃんが、おもちを焼いてくれて、お兄ちゃんと、びよーんってのばしながら食べたよ。

みんなと食べるごはん、楽しくて大好き。

初もうでは、マスクをしていった。わたしの願いはもちろん、

「はやく、うちに帰れますように。」

おまいりのあとは、みんなでおみくじをひいたよ。

わたしのは、大吉！

お兄ちゃんのも、大吉！
しかも「病は、よくなります。」って書いてある。さすが、お兄ちゃん！
ことしはきっと、わたしの病気もよくなるね。

4

骨髄移植手術

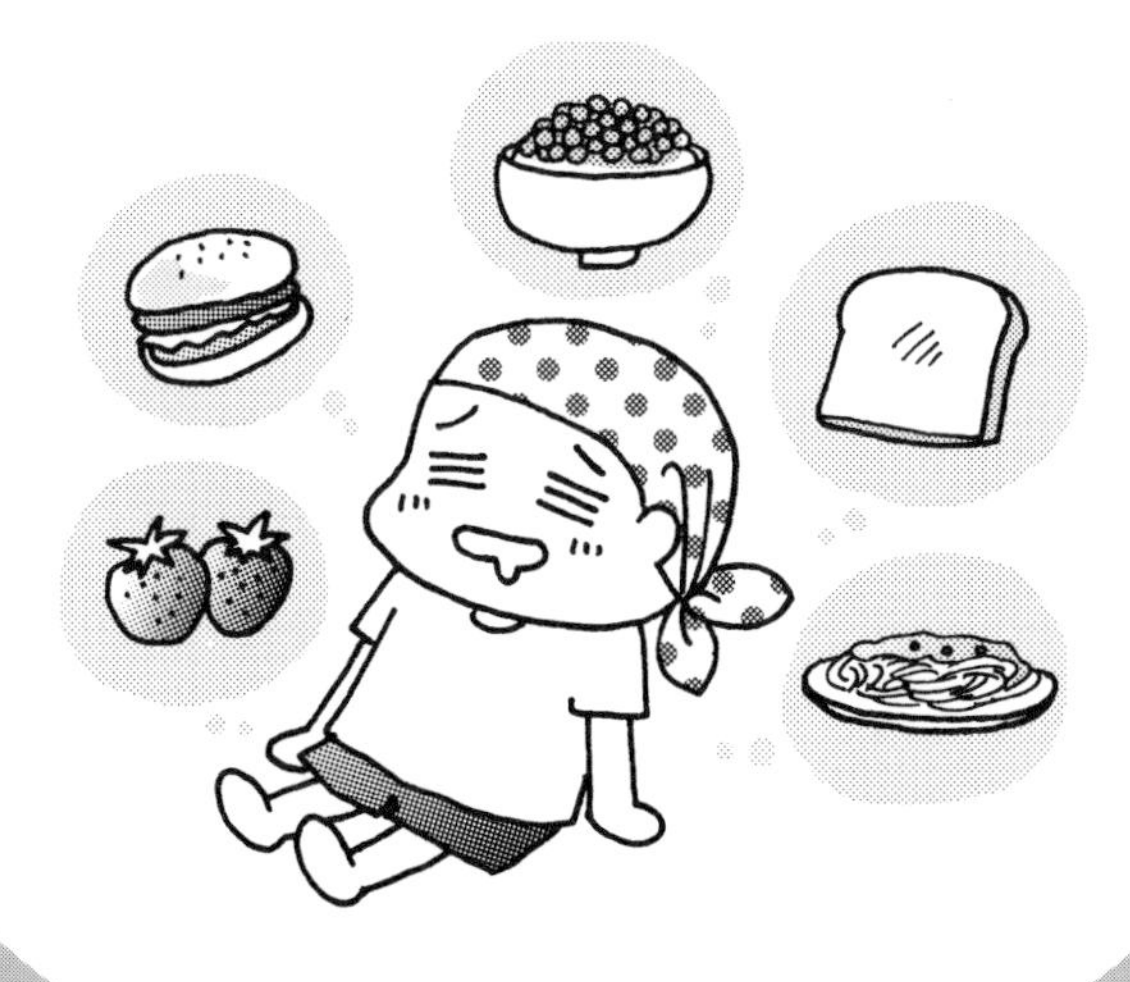

手術の日が決まった

病院にもどってからも、毎週のようにマルクをやり、朝ごはん、昼ごはん、夕ごはんのあとに、ファンギを飲む。

いくらやっても、ファンギのまずさになれることはなく、ちょっとでもうまくいかないと食べたごはんを、ふん水のように吐いた。

ふん水のようにっていうのは、ママがいったこと。

そのくらいにみごとな、吐きっぷりみたい。

わたしの体重をへらしたくないママは、病院の食事のほかにも、わたしの好きなものや、きもちが悪くても食べられそうなものを考えて買ってきてくれる。でも、せっかく食べてもファンギで吐くので、がっかりしていた。

いろんな薬を飲んで、注射をして、熱を出し、吐いたり、下痢をしたり。ずっとベッドに横になって、三日間、なにも食べることができずに、ぐったりとすごすときもある。

気分のいいときは、ベッドの上で遊び、もっと気分のいいときは、ノリちゃんと遊ぶ。

ノリちゃんは、『こむぎこねんど』っていう、ねんどをかしてくれた。パンやケーキを焼くときにつかう『こむぎこ』でできているから安全なんだって。でも、食べられないんだけれど。

わたしたちはいっしょに、食べたいものを作った。

ハンバーガー、スパゲティ、食パン、モンブランケーキ、そしてイチゴ。

「はやくほんものが、食べたいね。」

「がんばって退院したら、食べられるよね。」

ノリちゃん、いっしょにがんばろうね。ひとりきりじゃないから、がんばれるよね。


病院にもどって三週間。

一月が、もうすぐ終わろうというとき。ママが、日向先生によばれた。日向先生はうれしそうな顔をして、教えてくれた。

「決まりましたよ。」

ふたりめの候補の人が、骨髄液をくれることになったんだって！

ママは、すごくよろこんで、すぐにパパたちに電話をしにいった。そのあと、トイレでこっそり泣いちゃったって。

ママには、泣ける場所がない。わたしはどこでも泣いちゃうけれど、ママはおとなだから、泣いているところを見られたくないんだって。

わたしたちが自由に使えるのは、カーテンでかこまれた小さなスペースだけ。ないしょ話も、ぜんぶまわりにきこえちゃう。いちどなんかパパが、

「おならも自由にできない。」

って、こまっていたくらいだもん。

手術は、一か月後。二月二十八日に決まったよ。

一か月おくれるだけなら、日向先生も、わたしの治療の予定をたくさん変えなくていいらしい。

パパとママは、そのことも、とてもよろこんでいた。

わたしはママと、骨髄液をくれる人に手紙を書くことにしたよ。

骨髄バンクの決まりで、どこのだれが骨髄液をくれるかは教えてもらえないけれど、一通だけなら手紙を書いていいことになっている。

骨髄バンクの人にわたすと、むこうの人にわたしてくれるんだって。

名前も知らないし、顔もわからない。だけど、きもちがつたわるように、いっしょけんめい手紙を書いたよ。

「やさしいきもち、ありがとう。がんばるからね！」

手術の日が決まったので、手術のための検査がさらにふえていった。

眼の検査、耳の検査、心臓超音波、心電図、胸と左手のレントゲン、骨密度、胸部CT、腎動態、動脈採血……。なんのことかさっぱりだけど、とにかく毎日、検査をしにいった。

もうひとつあるのが、歯の検査。

虫歯があると、手術ができないんだって。

「虫歯があったら、どうなるの？」

「ぬくと思うよ。」

ママは、こわいことをさらりといった。

わたしが恐怖にひきつった顔で、ママを見つめていることに気づき、ママは、しまったという顔をした。

「だいじょうぶ。美咲はちゃんと歯みがきしているから、虫歯はないから！」

あわててなぐさめてくれるけれど、すでにわたしは、歯をひっこぬかれる恐怖で、泣きたいきもちでいっぱいだった。

そして、いよいよ歯の検査の日。病院のなかにある、歯医者さんのところにいく。病室を出るときから、わたしはゆううつだった。

ぬかれたら、どうしよう。

「はい、じゃあ、大きく口をあけて。」

専用のイスにすわらされたわたしは、先生の声にあわせて、口をあける。

どうか、虫歯がありませんように！

目をぎゅっとつむって、お祈りをする。

「あれ？」

先生の声がする。奥歯のところを、金属の道具で、ゴリゴリつついているのがわかる。

もう、だめだ。

ぬかれちゃうんだ。

わたしが、泣きそうになっていると、先生は、明るい声でいった。

「これ、消毒薬で色がついているだけですね。虫歯はないですよ。」

虫歯がない！

ぎゅっとつむったわたしの目の前に、赤いハートがたくさん出てきた気分だった。

豆まきとバレンタインデー

二月になった。夕ごはんのトレイに、おかずのほかに小さなお皿があった。よく見ると、そのなかに豆がはいっている。

「節分だね、ママ！」

「美咲、豆まきしよう。」

わたしとママで、ベッドの上から豆をまいた。ささやかな、豆まき。

「鬼はそと！」

バイキンも外に出ていけばいい。

バレンタインデーには、日向先生にカードをおくったよ。さしだし人名は、『アイドル美咲』。

病院のなかは、一年中、春みたいにあたたかくて、さいきんのわたしはいつも、タンクトップにショートパンツ。

だから、看護師さんたちに、『常夏娘』ってよばれている。

あたまには、きれいなバンダナをして、気分のいいときは、ベッドの上で歌っておどるから、すっかりアイドル気分なの。

二月も半分、終わろうとしている。

入院したのは八月だった。もう、半年も病院のなかにいる。

そんな二月のすごく寒い日、ママのおばあちゃん、つまり、わたしのひいばあちゃんが、突然、亡くなった。ついこのあいだ、ひいじいちゃんといっしょに、お見舞いにきてくれたばかりなのに。すごく元気だったのに。

ママは、電話で知らせをうけて落ちこんでいた。

わたしもママも、病院を出ることができない。

お葬式の日はパパが、目を閉じたままのひいばあちゃんとわたしたちを、携帯電話でつないでくれた。パパが、自分の携帯電話を、ひいばあちゃんの耳元にあててくれたんだ。

「おばあちゃん、美咲、がんばるから、見まもってね。」

ママが、携帯電話に話しかけている。

「がんばるからね。」

わたしも、ママにわたされた携帯電話をにぎりしめて、そういった。携帯電話をぎゅっと耳にあてても、ひいばあちゃんからの返事はかえってこない。

けれど、心のなかでもちゃんといったもん。きっとわたしの声はとどいたよね。

マルクに挑戦

もっと、がんばれることがあるかもしれない。

そう考えたわたしは、ママにいって、今日からマルクをねむり薬なしでやってもらうことにした。

「ほんとにいいの？」

ママは、心配そうな顔できくけれど、わたしの決心はゆるがなかった。

「がんばってみる！」

ねむり薬がないから、先生や看護師さんが、わたしのベッドのまわりでなにをやっているかがよくわかる。

横になったベッドの上で、準備をする音がきこえてくる。

「じゃ、いくよ、美咲ちゃん。」

日向先生の声がした。わたしは、うなずいて目をつぶる。両手をぎゅっと、にぎりしめる。

いよいよだ。胸がどきどきして爆発しそうになる。

ちくっとしたとたん、腰がものすごく痛くなった。

「ええ……ん。」

涙と声が、どうじに出る。

でも、動いたらだめ。動いたらいけないんだ。

自分にいいきかせる。

痛い。痛い。でも、がんばるって決めたんだもん。

「はい、おしまい！」

日向先生の声がした。

「うわ〜ん！」

安心したら、泣き声がもっと大きくなっちゃった。

「えらかった！」

日向先生が、ほめてくれる。

「すごいよ、美咲ちゃん。」

「ぜんぜん動かないんだもの！」

看護師さんたちも、みんな笑顔でほめてくれる。

みんながよろこんでくれて、すごくうれしい。

病室にもどってきたら、ママもすごくほめてくれた。うれしいな。みんながよろこんでくれて、応援してくれて。わたし、もっともっと、がんばろうって思ったよ。


骨髄移植手術まで、あと十日になった。

わたしは、最後の一週間の治療をするために、ひとり部屋にうつった。さいごの一週間は、いままでよりも、もっともっと強い薬を使うらしい。

明け方、亡くなったはずのひいばあちゃんが、わたしの部屋にやってきた。わたしはうれしくて、ベッドから起きだし、ママにだっこしてもらう。

『美咲ちゃん、がんばるのよ。』

ひいばあちゃんがそういって、手をふりながら部屋を出ていこうとする。

出ていったら、もう二度と、ひいばあちゃんに会えなくなる。そう感じたわたしは、あわてて手をのばした。

「いったらだめえ！」

「美咲？」

ママの声がした。わたしは、ママにだっこしてもらったまま、手をのばしていた。その先には、ひいばあちゃんの写真があった。

ママがおどろいて、わたしの顔を見ている。もう、ひいばあちゃんの姿はどこにもなかった。

あとでママが教えてくれた。その日は、初七日っていって、亡くなったひいばあちゃんの魂が三途の川のほとりにつく日で、ひいばあちゃんは、その川をわたって仏さまのところにいくんだって。

ひいばあちゃん、最後に、わたしを応援しにきてくれたんだね。

ありがとう。がんばるからね。

クリーンルームへ

骨髄移植手術前の強い薬で、副作用がどんどん出てきた。

ごはんも食べたくない。あんなに好きだったおかしもいらない。なにもせず、起きあがることもできず、ぐったりとベッドの上で寝てすごすだけになった。

手術の三日前。いよいよ、クリーンルームにはいることになった。

いまいるひとり部屋よりも、前いた病院の無菌室よりも、もっと『菌』のいない、きれいな空気のクリーンルーム。なかは白いろうやみたいで、ママはちょっと緊張している。

ママが緊張していると、わたしまで、どきどきしてくる。

だけど、わたしには強い味方がいた。

ノリちゃんだ。ノリちゃんは、わたしより少し前に、となりのクリーンルームにはいっていた。

ふたつのクリーンルームは、となりどうしの教室みたいで、なかにいるノリちゃんとわたしは、おたがいの顔を見ることができない。でも、専用のろうかを行き来する看護師さんやママは、両方のクリーンルームのようすがわかるようになっている。

「美咲ちゃん、ノリちゃんから、あずかってきたよ。」

看護師さんが、手紙を持ってきてくれた。

『みさきへ。おへやのところから、でちゃだめってゆわれてるから、さみしいよね。でられるようになったらあそぼうね。みさき、がんばれ。ノリコより。』

わたしは、ノリちゃんに、返事を書いた。

『ノリちゃん、いつもありがとう。みさき、とうとうクリーンルームはいったから、でるまでおうえんしてね。みさき。』

ノリちゃん、ありがとう。いっしょに、がんばろうね。


夜、ファンギを飲んで、おえってなりそうになるのをがまんしたあと、ママがわたしの顔をじっと見ながら、明日の手術のことを話してくれた。

手術っていうけれど、からだを切ったりするんじゃないこと。

手の点滴のところから、健康な人からもらった骨髄液を入れるだけだから、痛くないこと。

ねむり薬でねむったときにやるから、こわくないこと。

手術のあと、熱が出たりするということ。

「また、きもちが悪くなったりするけれど、がんばろうね。」

手術っていわれると、こわくなる。

ママが、心配そうな顔をすると、不安になる。

だけど、これをがんばれば、うちに帰れるようになる。また、パパやお兄ちゃんといっしょにいられる。

わたしは、これからなにが起きるのかわからなくて、すごくこわかったけれど、ママの言葉にうなずいた。

手術の日になった。入院してから半年。ついに、この日がきた。

午後四時になると、クリーンルームにいるわたしのところに、日向先生や、看護師さんたちがはいってきた。

パパと健じいちゃん、マコばあちゃんが応援にきてくれたけれど、クリーンルームには、ママしかはいれない。三人は、クリーンルームの窓のむこうにあるベランダからこっちを見ていた。

真冬の午後四時はもう、うすぐらくてとても寒い。三人ともつめたい風がふくなか、じっと手術を見まもってくれたんだ。

わたしは、ねむり薬で、いつのまにかねむっていた。

骨髄液は点滴みたいな袋にはいって、ゴロゴロ棒につるされていて、わたしの左うでから、少しずつからだのなかにはいっていった。

まくらもとには、みんながくれたお守りをたくさんおいておいたから、きっとうまくいくよね。

5

からだのなかのケンカ

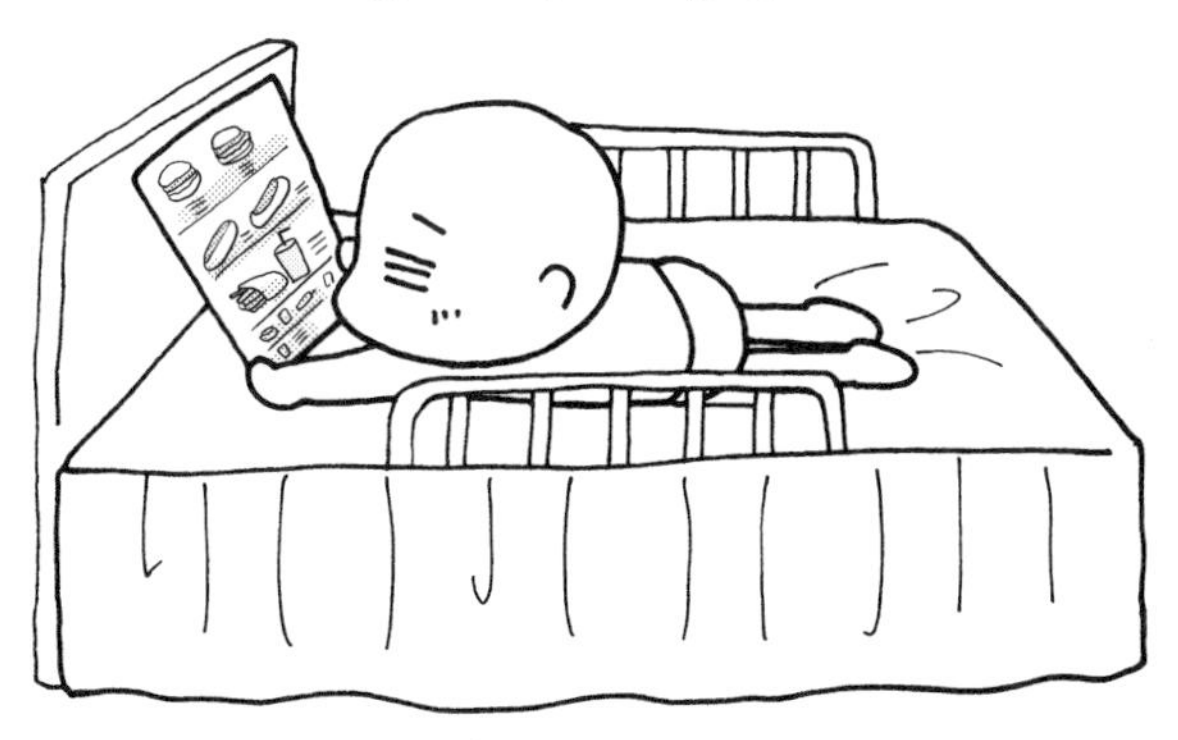

薬だらけの生活

翌日、目がさめたら、気分はいつも以上にひどかった。でも、パパと健じいちゃん、ママコばあちゃんが、ベランダにきて手をふってくれる。

なんだかてれくさくて、パパたちのほうは見ずに、テレビを見ているふりをした。

夜になると、もっときもちが悪くなってきて、なんども吐いた。

次の日になると、なぜか薬がふえていた。

ママ。どうして薬がふえるの？　手術は、もう終わったはずなのに。

「いや。飲みたくない！」

そういって、つっぱねる。だけど、ママはゆるしてくれない。

「飲まないと、だめ。」

「ぜったいに、いや！」

「美咲！」

「だって、いや。いやだもん！」

「あれ？　連。」

え？　ベランダを見ると、お兄ちゃんがいた。

「お兄ちゃん！」

「連、きてくれたんだね。」

ママが立ちあがって、ベランダの窓のほうに歩いていく。窓はひらかないようになっているから、声もあまりきこえないけど、おたがいの顔はよく見える。

「ママ！」

「なに？」

ふりかえるママに、わたしは、手のひらを出した。

「薬、ちょうだい。」

「へ？」

「くーすーり！」

ママは、あわててわたしの手に薬をのせる。わたしは、そのままコップの水で一気に飲んだ。お兄ちゃん、見ていた？

「まだほかに薬、なかったっけ？」

いちおう、きいてみる。

「それだけだよ。」

なんだ、残念。もっとあれば、わたしががんばっているところを、お兄ちゃんに見せられたのに。

薬はいやだけど、お兄ちゃんがほめてくれるなら、飲んでもいいな。

ママは、ちょっと苦笑いしていたけれどね。


だけど、薬を飲んでも、わたしはよくなるどころか、悪くなるばかりだった。お兄ちゃんが帰ったあとは、三回、吐いた。次の日は、手のひらに赤いぶつぶつができてきた。翌日は、吐くのが五回になった。下痢は三回。

手術の前からずっと、なにも食べていないというのに。

下痢のときは、おなかがすごく痛くなる。痛くないときは、ベッドに起きあがり、遊ぶことができるけれど、おなかが痛いときは、どうしようもなくつらくて、ベッドの上で横になったままじっとして、痛みにたえるだけだった。

次の日も、その次の日も、吐く回数も、どろどろの下痢の回数も、どんどんふえていく。熱も出て、あたまも痛いし、だるくてしかたがない。

手術したのに。よくなるはずじゃなかったの？

手術から二週間たった日の朝、からだじゅうに、むらさき色の発疹が出た。かゆくて、でも、ママはかいちゃだめっていう。

鏡を見たら、顔がものすごくはれていて、へんな顔になっていた。

髪の毛がなくて、顔ははれていて、ぶつぶつの発疹だらけ。わたしは、ものすごく悲しくなった。

下痢は、どろどろから、水のようになり、夜中になんどもトイレにいった。次の日は、下痢の色が、茶色から真っ赤になった。下痢というより、血がそのまま出ているようだ。

おなかが痛くてねむれない。夜のあいだだけで、七回も血の色の下痢をした。

それでもママは、薬を飲めという。

ぜんぜん、きかないのに。

どんどん、悪くなるばかりなのに！

「いや！」

だけど、ママはゆるしてくれない。

「飲みなさい！」

「ゲボするのがいやだから、飲みたくない！」

わたしはもう、ママのいうことが信じられなくなっていた。

薬を飲んだって、よくならないんだもの！

下痢だって、ひどくなっているじゃない！

その薬は、バイキンをやっつけるためっていうけれど、飲むときもちが悪くなるでしょう？　飲んだらまた、吐くんでしょう？

バイキンなんて、ぜんぜんいなくならないじゃない！

わたし、がんばっているよ。わかってよ、ママ。わたし、がんばっているでしょう？

だけど、ぜんぜん、よくならない！

「ママなんて、大っきらい！」

わたしは、泣きながら怒りをぜんぶママにぶつけた。

どうして、わかってくれないの、ママ……。

ママは、泣きじゃくるわたしを見つめていた。おこるわけでも、しかるわけでもなく、じっとわたしの目を見ていた。

そして、しずかにいった。

「薬を飲んで。」

ママは、あやまらなかった。

ママは、ごめんねって、いわなかった。

ママのきもちが、つたわってきた気がした。きもちが悪いのは、ママのせいじゃない。

薬を飲むのは、わたしのためだって。

「薬を飲んで。美咲。」

そういったママの目は、悲しそうだった。

ごめんなさい、ごめんなさい、ママ。

大好きなのに。大きらいなんて、うそなのに。

わたしが病気になったから、いけないんだ。わたしが、がんばれば、みんなでいっしょに暮らせるようになるんだ。

わたしは、泣きながら手のひらをママにむけて、薬をうけとった。

へびのぬけがら

「美咲ちゃん、どう?」

日向先生は、一日になんどもクリーンルームにきてくれた。

だけど、わたしの下痢は、さらにひどくなった。

そのぶん薬もふえ、薬がふえたぶん、副作用が出た。さらに、その副作用をおさえるための薬が出る。まるで、オンボロのバケツみたい。穴からもれる水をおさえると、ほかのところに穴ができて水が出る。そのくりかえし。

わたしは、どんどんふえる薬を、ママにわたされて飲みつづけた。

手術から一か月たったある日、下痢にまざって、かさかさした半とうめいのへびのぬけがらのようなものが出てきた。

さいしょは、きれはしのようなものだったけれど、そのうち、十五センチになり、三十センチになり、一週間後にはついに、六十センチの長さのものが出てきた。

まさに、へびのぬけがらだった。

健康な人の骨髄液と、わたしのからだがケンカしている。へびのぬけがらは、たたかったあとに死んだ、腸の細胞だった。五歳のわたしの身長で、六十センチものへびが出てくるのは、ただごとじゃなかったらしい。

それを見た日向先生は、顔色を変えた。

日向先生が、わたしの部屋にくる回数は、さらにふえた。昼も夜も。土曜日も日曜日も。少しでも、わたしの具合に変化があったら、すぐにわかるように。

おなかが痛くて、わたしは、昼も夜も夜中にも、なんどもトイレにいった。

ねむれなくて、つらくて、昼間もぼんやりと横になってすごすようになった。目をあけているのもつらい。話をするのもつらい。

おなかが痛くて、どうしようもなくて、ママが看護師さんに、すごく強い痛み止めの薬をもらってくれるようになった。

痛み止めの薬を点滴に入れると、ふうっと痛くなくなる。そのときだけ、楽になって、いつのまにかわたしはねむっている。だけど、薬が切れると、またものすごく痛くなる。

ううん、おなかが痛くなるから起きてしまう。

おなかが、痛い。

おなかが、痛い。

おなかが、痛い。

ずっと痛み止めの薬を使いつづけてほしいけれど、痛み止めの薬は、つづけてなんども使っちゃだめなんだって。だから痛くなっても、しばらくわたしは、がまんしなくちゃいけない。

ベッドにうつぶせになったまま、じっと痛みにたえる。

起きるのは、吐くときと、トイレにいくときだけ。

いつまで、こんなことがつづくの？

次の日も、その次の日も、またその次の日も、わたしは、ベッドに横になっていた。おなかの痛さは、その日によってちがう。がまんできる日は、痛み止めの薬は、できるだけ使わないようにしようねって、ママがいっていた。

だけどその日は、ほんとうにものすごく痛くて、ベッドにうつぶせに寝たまま、寝がえりをうつこともできなくて、だから、看護師さんが熱をはかりにきたときにお願いした。

「いたみどめのくすり、入れてください……。」

わたしは、ちゃんといったつもりだったけれど、わたしの声は消えてなくなりそうなくらい小さかったらしい。看護師さんは、びっくりしたようにいっしゅん、立ちどまり、わたしの顔を見て、

「うん。すぐ入れてあげるね。」

っていって、ママにむかってうなずくと、すぐに薬をとりにいってくれた。

モスバーガーの約束

手術から一か月以上、なにも食べていない。手の甲につないでいる点滴から、栄養を入れてもらって、わたしはそれで生きている。

なにも食べていなかったけれど、おなかはすかなかった。

日向先生がクリーンルームにはいってきた。ママと話をしている。わたしは、うつぶせになったまま、ぼんやりとベッドの上にいた。

このときのわたしは、いつ死んじゃっても、おかしくなかったらしい。

ママはずっと、わたしのお葬式のことを考えていたみたい。だれにきてもらおうか、どの写真をかざろうかって。

日向先生が、ベッドの上からわたしの顔をのぞきこむ。

「美咲ちゃん、モスバーガー、好きなんだね。」

うつぶせになったわたしの顔の下には、モスバーガーのメニューがあった。

おなかはすかないけれど、食べものの写真を見ていると、楽しいきもちになれるんだもの。

日向先生にきかれて、わたしは、かすかにあたまを動かした。

「そっか。じゃあ、約束しよう。」

わたしは、なんだろうと思って、目だけを動かして日向先生の顔を見た。

「元気になったら、先生がモスバーガーをごちそうするよ。」

「ほんと？」

わたしは、がんばって声を出した。

「うん。約束だ。」

日向先生は、にっこり笑って、大きな声で約束すると、髪の毛のないわたしのあたまを、そっとなでてくれた。

パパみたいに大きな手。

先生、ほんとにほんと？　約束だよ。

痛み止めの薬がよくきいて、夜になるとおなかの痛みは、少しへっていた。わたしは、ベッドの上に起きあがり、モスバーガーのメニューを手にとってじっとながめた。

「ママ。マジックペン、ちょうだい。」

ママが、マジックペンをわたしながら、いっしょにメニューをのぞきこむ。

メニューには、モスバーガーのハンバーガーが、カラー写真でならんでいる。

どれにしよう。どれを食べよう。考えるとわくわくした。

「なんでもいいの?」

「いいよ。」

ママは、にこにこしながら、うなずく。

「チーズがはいっていてもいい?」

「元気になるんだから、チーズバーガーも食べられるよ。」

チーズバーガーが食べられる!

わたしはマジックペンで、チーズバーガーにまるをした。まるをつけたチーズバーガーは、きらきらと光って見える。そこだけ目立って、よけいおいしそうに見えた。

元気になったら、チーズバーガーが食べられる。

元気になったら、ほかにもいろんなものが食べられる！

そう思ったわたしは、食べたいものを書きとめておくことにした。名づけて、『食べたいものリスト』。

おすし、メロン、そば、うどん、ラーメン、焼きそば、カレーライス、ウィンナ、おにぎり、なっとうごはん、うなぎ、プチトマト、ショートケーキ、お好み焼き、オムレツ、たこのないたこ焼き、お兄ちゃんも大すきな、ママの作るたまご焼き、そしてイクラとイチゴ。元気になったら、うちに帰ったら、ぜったいぜんぶ食べるんだ。

手術をして、二か月たった。クリーンルームにはママだけでなく、パパもはいれることになった。パパは毎週、金曜日に仕事が終わると、四時間、クルマを運転してきてくれた。そしてかならず、前の週にたのんでおいたおみやげを持ってきてくれる。

毎週くるから、ノリちゃんのママも、ほかの人たちも、パパがすぐ近くに住んでいると思っていたって。往復で八時間もかけてきて、週末の夜はときどき、ママとかわって泊まっていくことを知って、みんな、びっくりしていた。びっくりされても、やっぱりパパはいつもにこにこしている。

「美咲、約束のねんどだよ。」

ノリちゃんがかしてくれた、ねんど。食べたいものを作って楽しかったから、ひとりでも作ってみたかったんだ。

わたしは、紙ねんどをこねて、餃子を作った。皮を、ひだひだにして折りまげるのがむずかしかったけれど、マジックペンで色をつけたら、すごくおいしそうにできた。

元気になったら、餃子も食べたいな。

はやくノリちゃんと、遊びたい。ノリちゃん、がんばっているかな。あとでまた、ノリちゃんに手紙を書こう。看護師さんに、わたしてもらわなくっちゃ。

「ノリちゃん、今朝、クリーンルームを出たって。」

少したったある日、ママが教えてくれた。

「そうなんだ！」

すごいね、ノリちゃん、がんばったんだね。

「こんどは、となりに赤ちゃんがいるよ。」

「赤ちゃん？　小さい？」

「小さいよ。このくらい。」

ママは、両手をひろげている。大きなまくらくらい、かな？

「赤ちゃんも、わたしとおなじ病気なのかな。」

「クリーンルームにいるから、そうかもしれないね。」

「小さいのに、がんばっているんだね。負けられないね。」

「美咲、がんばろう。」

「うん！」

バイキンとたたかっているのは、わたしだけじゃない。ノリちゃんも赤ちゃんも、がんばっているんだ。そう思ったら、元気が出る。ひとりっきりはさびしいけれど、だれかがいっしょなら、勇気が出てくるね。

ひいじいちゃんと、ひいばあちゃん

数日後、ママがしょんぼりして、クリーンルームにもどってきた。クリーンルームでは携帯電話を使えないから、ママはここを出て、パパやマコばあちゃんと話をしている。

「ひいじいちゃんが、亡くなったって。」

「えっ！」

びっくりした。

ふた月くらい前に、ひいばあちゃんが、亡くなったばかりなのに。

「ママ。」

わたしは、そのときかんじたことをそのまま、ママにいった。

「ひいじいちゃん、亡くなったのは、ひいばあちゃん、いないから。これでもう、天国のひいばあちゃんも、さみしくないね。」

ママは、びっくりしてわたしの顔を見た。だけど、そう思ったんだ。ひとりぼっちは、さみしい。ひいじいちゃんとひいばあちゃんは、なかよしだったから、ひいばあちゃんだけ天国にいっちゃって、ふたりともさみしかったんだと思う。

ママもわたしも、もうふたりには会えないけれど、ふたりは天国で、「また会えたね。」って、よろこんでいる気がするんだ。

ひいじいちゃんが亡くなった翌日から、わたしのからだに、急に変化がでてきた。からだじゅうに出ていたむらさきの発疹の色が、急にうすくなってきたのだ。夜中に七回もトイレにいくような下痢が、ゆうべは一回だけになった。きもちが悪いのもへって、吐くことがなくなった。

ひいじいちゃん。ひいばあちゃんといっしょに、天国でなにかやった？

そんなふうに、たずねたくなるようなタイミングだった。

その日からわたしは、サイアクな状態から、ちょっとずつ、ほんとうにちょっとずつだけれど、よくなっていった。

手術から、二か月とちょっとがたち、五月になった。

「パパ、明日の土曜日はこられないって。」

電話をして、クリーンルームにもどってきたママがいった。

「えーっ。」

「お仕事だもの、しょうがないでしょ。」

つまらないの。

だけど次の日の朝、目がさめると、パパがにこにこしながら、ベッドのわきにすわっていた。


「パパ！」

「美咲〜！」

手をのばすと、パパがだっこしてくれる。

「こられないって、いっていたのに！」

「えへへへ。」

もう、うそつき〜。びっくりしたよ。

パパは、どうすればわたしがよろこぶか、いつも考えているみたい。このあいだは、へんなかぶりものをして、部屋にはいってきたし。

「外は、そろそろ暑くなってきたよ。」

パパのシャツも、半そでになっていた。入院して二度めの夏が近づいてきていた。

ずっと、はだかのままですごしていたわたしは、からだじゅうにあった発疹がおさまって、やっとシャツとパンツが着られるようになった。

ぺろぺろキャンディ

「下痢がおさまってきたので、そろそろなにか、食べさせてあげたいんですけれど。」

ママが、日向先生にたのんでいた。

わたしはあいかわらず、薬を飲むときの水と、栄養ジュース以外、なにも食べられないでいる。栄養ジュースは、薬のような味がして、いつものおいしいジュースを飲んだときのようなしあわせな気分にはなれなかった。

水のような下痢や、血の色をした下痢は、もう出ていない。それに、へびのぬけがらのようなものも、ぜんぜん出なくなった。

とはいえ、うんこはまだどろどろで、『健康的なうんこ』というわけではない。日向先生は、しばらく考えていたけれど、ついにいってくれた。

「じゃあ、さいしょはアメからはじめましょうか。」

アメ！　しかも、二個までいいって！

「ママ！」

「うん！」

ママは、おさいふをつかむと、すぐにクリーンルームを出ていった。一階にある売店にいくと、細い棒のついた、小さなぺろぺろキャンディをふたつ、買ってきてくれる。

ママが、キャンディが見えるように高くかかげて、クリーンルームにはいってくる。

「ちょうだい！」

わたしも、手をのばす。

「ちょっと待って。」

ママは、ぺろぺろキャンディのまわりにある、とうめいな包装をひきちぎった。

「はい！」

キャンディをうけとって、口のなかに入れる。

あまいイチゴ味が、口のなかにひろがる。耳の下が、きゅーっと痛くなった。

口のなかが、ひさしぶりの食べ物におどろいているみたい。

じんわりと、口じゅうにひろがるイチゴ味。

口のなかに、よだれがいっせいに出てきて、キャンディをどんどんとかしていく。

あわててキャンディを口の外に出す。このまま入れていたら、すぐになくなってしまうから。

キャンディをじっと見つめる。おいしそうにかがやく赤い色。舌をのばして、そっとなめてみる。舌の先に、イチゴ味がつたわってくる。

わたしは目を閉じて、口のなかにあるあまさをじっと味わった。

「おいしい？」

ママがたずねる。

「うん！　さいこう！」

ぺろぺろキャンディは、ほんとうにほんとうに、おいしかった。


その夜、わたしは夢を見た。

元気になって退院して、保育所にいく夢。

発疹は消えて、顔はむらさき色じゃなくなったし、むくみもひいて、顔のはれもなくなったけれど、わたしの髪はまだない。

ほんの少しだけ、うぶ毛みたいな毛が生えてきたけれど、それでもまだ、髪がないことにかわりはない。

だから、保育所にいけるってわかってても、不安だった。みんなに、からかわれると思ったから。でも、夢のなかの友だちは、やさしかった。

あたたかいきもちにつつまれて、目がさめた。

「ママ?」

「なに?」

「美咲ね、ほいくしょいく夢、見た。はげぼうずのまんまだったから、美咲はいやだったったけど、みんな笑わなかった。」

うれしかった。

はやく、保育所にいって、みんなと遊びたいな。

そして、手術から三か月。

わたしは、クリーンルームを出られることになった。

6

一般病棟へ

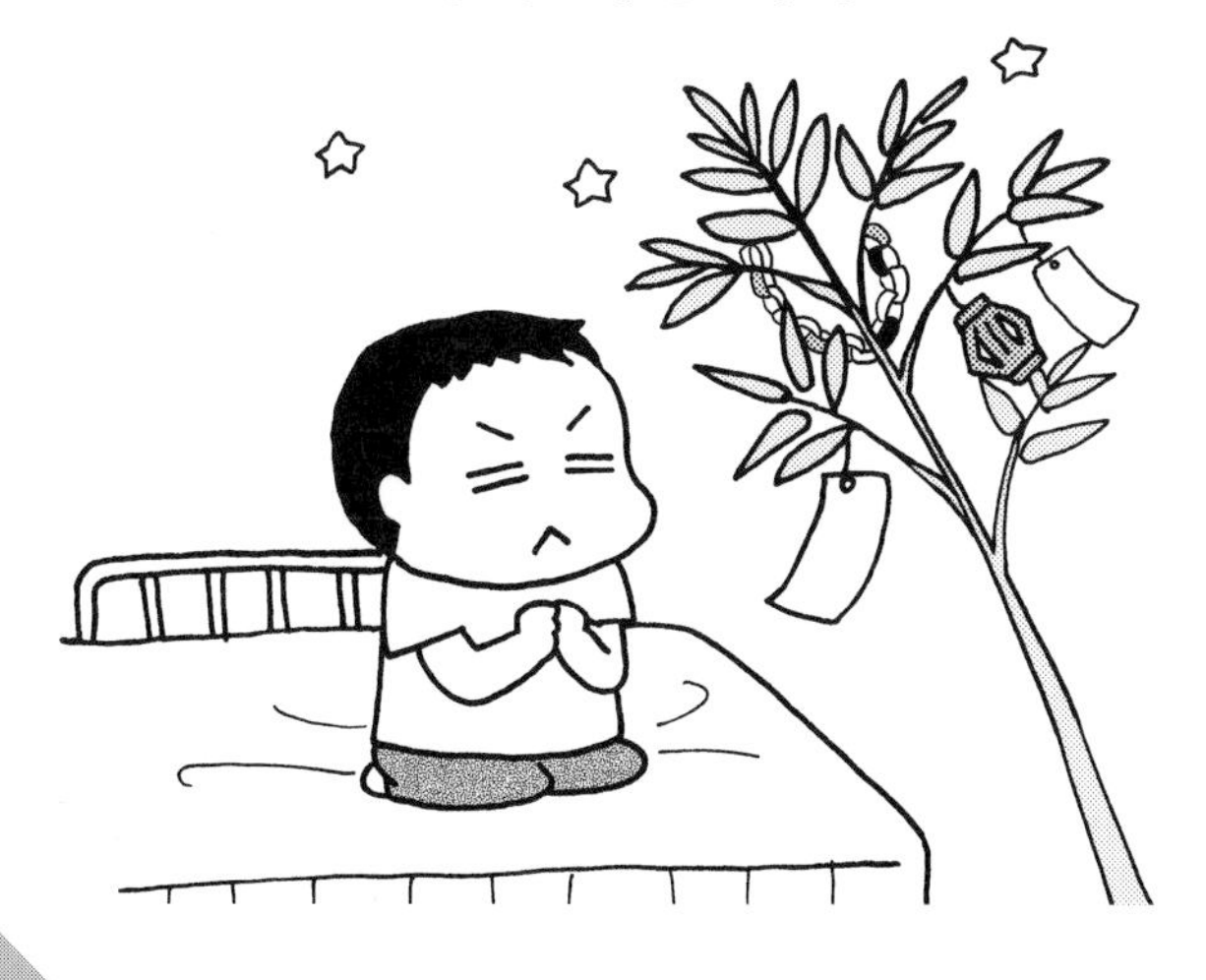

シャンプーハット

あたらしい部屋は、三人部屋。三つベッドがならんでいる。

わたしのベッドは、いちばん窓側。クリーンルームにいたときも、窓から外が見えたけれど、ここの窓はあけることができる。ぐっと、外の世界が近くなった気がする。

日向先生がママに、注意している。

「直射日光にあたらないよう、気をつけてくださいね。」

わたしの肌は弱くなっているから、太陽の光にあたったらいけないんだって。

さいしょにやったことは、お風呂にはいることだった。

クリーンルームでは、大きな洗面器にお湯を入れて、なかにすわってからだを洗っていた。でも今日からは、みんなが使うシャワーのあるお風呂にはいれる。

みんなで使うお風呂は、順番にはいるから、ママが『佐藤美咲』って、お風呂の入り口にある紙に、名前を書いてくれる。予約した時間がきて、わたしの番になった。

三か月ぶりのお風呂。

「シャンプーしようか。」

「ほんと?」

ママにいわれて、うれしくなった。シャンプー、それはつまり、洗う髪があるってこと! わたしは、シャンプーハットに挑戦することにした。これまでは、ママにだっこしてもらって洗っていたけれど、来年は小学生になるんだもの、シャンプーハットだって、できるはず。

「できる?」

ママは、ちょっと心配そうだ。

「やってみる!」

わたしは、やる気まんまんで、シャンプーハットをかぶった。ママが、耳のうしろや、おでこのあたりを見て、シャンプーハットの位置をあわせてくれる。

「いくよ。」

ママが、わたしのあたまにシャンプー液をたらして洗ってくれる。

シャンプーのいいにおいがする。

「じゃ、流すよ。いい？」

ママが、お湯の出ているシャワーヘッドを近づける。

わたしは、ぎゅっと目をつぶってかまえる。

お湯がかけられるときは、どきどきしたけれど、泡がたっぷりのお湯は、顔にはかからずにシャンプーハットのひさしから、まわりに流れておちていった。

できた！

「できたじゃない。美咲、すごい！」

ママがほめてくれる。わたしは、おとなになった気分だった。

うれしくて、すぐに健じいちゃんに電話した。

夕方のこの時間、パパはまだ仕事をしているけれど、健じいちゃんならすぐにほめてくれるはず！

「もしもし、健じいちゃん！」

「美咲か！　どうした？」

なにか、こまったことが起きたのかと、健じいちゃんの声が緊張している。

「あのね、美咲ね、シャワーキャップをして、自分でシャンプーしたんだよ！」

「おお、そうか。いま、じいちゃん、いそがしいから、またな。」

……切れた。

「ママ！　健じいちゃん、電話、切った！」

ママに携帯電話を、つきかえす。

「健じいちゃん、ほめてくれなかった！」

ショックだった。がんばったのに！

あとでママが、健じいちゃんにきいたら、健じいちゃんは、町内会のあつまりで、みんなの前でマイクを持って話をしているときだったんだって。

携帯電話がなって、ママからだったからあわてて出たけれど、わたしが元気なことがわかったから、切っちゃったんだって。

健じいちゃん、こんどお見舞いにきたら、いっぱいほめてくれるって約束してくれた。

はやく、お見舞いにきてくれないかな。

前の病院みたいに、毎日、きてくれないから、さびしいな。

ごはんが食べたい

クリーンルームを出て、ノリちゃんとも会えるようになったけれど、つらいのは、まだごはんが食べられないことだった。

朝、昼、夕。食事の時間になると、ごはんをのせたワゴンがやってくる。

ろうかにワゴンを見つけると、ママは、わたしのベッドのまわりのカーテンをしめる。

だけど、音やにおいは、カーテンではさえぎれなかった。

「ごはんですよ。」

声がして、トレイが配られる音がする。

しばらくすると、いいにおいがただよってきた。

くんくん、これは？

「ママ！　これ、コロッケだよね！　まさにコロッケのにおいだよね！」

ママの顔を見る。わたしが、においをあてているのを見て、ママはちょっとこまったように笑う。

次の日は、ちょっとむずかしかった。

くんくん、これは、ケチャップのにおい？

考えていると、となりのベッドの女の子の声がした。

「うわあ、おいしそうなオムライス！」

そうか、オムライスだったのか。だけど、その声は、食べられないわたしに、わざときこえるような、いじわるないいかたで、わたしは悲しくなった。

どうして、そんないじわるするのかな。

わたしは、みんなのことが好きなのに。

がんばれば、はやくうちに帰れる。

そう信じているわたしは、あれからずっとマルクのときは、ねむり薬を使わずにがんばっている。

マルクをやりおえて、車輪のついたベッドで部屋に運ばれてきたとき、看護師さんが大きな声でいった。

「美咲ちゃん、今日もねむり薬なしで、がんばれたね。えらかったよ。」

そのとたん、おなじ部屋の子のママたちが、おどろいてきいてきた。

「えっ！　美咲ちゃん、ねむり薬なしでマルクやっているの！」

「ずっと？　毎回？　すごい！」

あれからもときどき、いじわるをしてきた女の子もびっくりしていて、わたしはちょっと、ほこらしい気分だった。

七月の七夕さまは、半分に切った折り紙に、みんなで願いごとを書いた。

「はやく、みんなみたいにごはんたべたい。」

「スープがのみたいな。」

「はやく、うんこがへりますように。」

「おにいちゃんに、あいたいな。」

「はやく、たいいんしたいな。」

わたしは、たくさん紙をもらって、願いごとを書いた。

わたしが病気になる前は、あたりまえだったこと。

でも、いまは、あたりまえじゃない。

はやく、病気がなおりますように。

七夕さまから一週間たったある日、日向先生がわたしのベッドのところにきた。

「明日、赤ちゃんせんべいから、はじめましょう。」

ほんと？

赤ちゃんせんべいは、ふつうのおせんべいよりも、やわらかくて、味もちがう。でも、ついに『せんべい』も食べていいことになった！

七夕さまが、願いをかなえてくれたんだね。七夕さま、ありがとう！

はやく、明日にならないかな。

わたしは、わくわくして、赤ちゃんせんべいの味を思いだしていた。だけど、七夕さまも、ちょっとだけいじわるをした。

その夜、どろどろのうんこにまざって、また、小さなへびのぬけがらが出てきたのだ。

ママは真っ青になって、看護師さんをよんでいた。

とうぜん、赤ちゃんせんべいは中止になった。

さよなら、せんべい……。


ごはんが食べられる子が、うらやましかった。

退院していく子は、もっとうらやましい。

だけど、このころママもパパも、わたしが再発することを心配していた。

再発っていうのは、なおったはずの病気が、もういちどおこること。ガンは再発しやすい病気だった。

クリーンルームで、わたしのとなりの部屋にいた赤ちゃんは、手術から二か月後に再発した。わたしのとなりのベッドで、「おいしそうなオムライス！」といった女の子も、手術から九十日めで再発していた。

小学生で手術して、高校一年生になって再発して入院している子もいる。

手術して、クリーンルームを出ても安心できるわけではなく、ママは毎日、わたしの検査結果が出るたびに、どきどきしながらきいていた。

七夕さまは、ちょっといじわるしたけれど、やっとわたしの願いをかなえてくれることになった。

赤ちゃんせんべいがおあずけになり、点滴とキャンディだけの日がさらに二週間もつづいたあと、日向先生が、いってくれたんだ。

「明日から、赤ちゃんせんべいを二枚まで、いいですよ。」

「よかったね、よかったね、美咲！」

ママがあんまり、よろこぶから、わたしはちょっとてれくさくなった。

「ママ、食べてもいいよ。」

そう、強がってみせたけど、翌日、ママに赤ちゃんせんべいをわたしてもらうと、うれしくて、ばりばり食べた。

五か月ぶりの、歯でかんで食べる『食べ物』。

二枚だけっていわれたけれど、二十枚でも、二百枚でも食べたい気分。

四日後には、ビスケットも食べていいことになった。

「ママ！　すぐ売店いって、買ってきて！」

ママは、ぺろぺろキャンディを買いに走ったときとおなじように、おさいふだけ持って、猛ダッシュで買いにいってくれた。

だけど、病院のろうかは、走ったらいけないんだよ、ママ。

一週間たつと、おかゆも三口、食べていいことになり、食事の時間には、わたしのところにも、トレイにのったお茶わんが運ばれてきた。

ほかの子のところは、おかずや味噌汁も、のっている。わたしのトレイには、たったひとつのお茶わんだけだったけれど、わたしはそれでも、すごくうれしかった。

さいしょは三口だけっていわれたけれど、翌日は、十口、食べていいことになった。運ばれてきたお茶わんには、きのうよりもたくさんのおかゆがはいっている。

ママは、スプーンに山盛りにして、わたしの口に運んでくれる。

おいしくて、おいしくて、どんどん飲みこむ。ママもわたしのペースにあわせて、どんどん口のなかに入れてくれる。

おいしい、おいしい、おいしい……げぼっ。

吐いた。

やりすぎた。

二度めの誕生日

八月になった。病院のなかでむかえる二度めの誕生日がきた。

わたし、六歳になったよ。

小学校にいける年齢になったよ。

でも、小学校にいけるのかな。四月の入学式までに、わたしはうちに帰れるのかな。

生クリームはまだ食べられないから、ママがバウムクーヘンにロウソクをたててくれた。ほんとはバウムクーヘンも食べちゃいけないんだけど、ママが、誕生日だから特別にって、日向先生にお願いしてくれたんだ。

パパ、健じいちゃんやマコばあちゃん、みんなプレゼントを持ってきて、お祝いしてくれたよ。

大好きなお兄ちゃんは、病棟に入れない。この病院は、小学生より小さな子どもは、病棟に入っちゃいけないことになっているから。

わたしは、病棟の入り口にあるガラスドアのところまでいった。ドアのむこうに、お兄ちゃんがひとりで待っていて、ガラスごしに話をしたよ。

「お兄ちゃん！」

「美咲。誕生日、おめでとう。」

「ありがとう。」

お兄ちゃんは、ガラスのドアのむこうで、へんな顔をする。

「お兄ちゃん、へんな顔！」

わたしは、楽しくなって、声をたてて笑った。

お兄ちゃんと、握手したいなあ。はやく、お兄ちゃんともっともっと遊びたいな。

ママは、お兄ちゃんのそばにいって、ぎゅってだきしめていた。お兄ちゃんは、ちょっとてれているけれど、うれしそう。

いいな、ママは、お兄ちゃんのそばにいけて。

わたし、はやくよくなるよう、がんばるからね。

六歳になったら、わたしの歯が生えかわりはじめた。下の歯がぐらぐらになって、ビスケットをかむとき、へんなかんじがする。

ぬけないように、食べるときも歯みがきをするときも注意していたのに、ママが歯ブラシで、仕上げみがきをしているときに、ぽろってとれた！

「ええっ！」

歯が！　目の前に、歯が落ちている！　ショックで泣きそうになった。

「鏡ちょうだい！」

ママがわたしてくれた手鏡を、うばいとるようにして見ると、ぬけたところに穴があいている！

歯ぐきに、穴！

「ママ！　なにしてくれるの！　健じいちゃんに、いいつけてやる！」

健じいちゃんはわたしの味方だから、きっとママをきつくしかってくれるはず！

「美咲のここ、おとなの歯が生えてくるまで、ぜったい扇風機つけたらだめだからね！」

「なんでよ？」

「わからないの、ママ？　ここから、このぬけたところの穴から、風がはいるでしょ！」

ママは、ぷっと吹きだした。

あとできいたら、穴から風ははいってこないんだって。そうなんだ。

だけどこれから、いまある歯はぜんぶぬけるときいて、ちょっと、ゆううつ。


わたしの体調は、よくなったり、悪くなったりしながらも、少しずついいほうにむかっていた。ごはんも、食べていいものがふえていき、量もふえていき、吐き気もない日が多くなっていった。

うんこも、どろどろだったものが、ときどき、ぷりっとしたうんこ（ママがそういう）が出るようになってきた。

ごはんが食べられるのは、すごくうれしい。

ついに、ハンバーグも食べられるようになった。

おいしい！　うれしくて、ごきげんな気分になる。

となりでママが、にこにこしながらわたしを見ている。わたしが食べている姿を見るだけで、ママはしあわせなんだって。

九月になったら、胸のところに埋めこんであった、白いチューブをぬいてもらったよ！　もう、強い抗がん剤を入れなくてもいいってことだよね？

その四日あとには、手の甲にあった、点滴もとってもらったよ！　もう自分でごはんが食べられるから、点滴は必要ないってことだよね？

チューブがぜんぶとれたら、すごく自由になった気分がする。いままでトイレにいくのも、ゴロゴロ棒といっしょにいかなくちゃいけなかったし、お風呂にはいるのもたいへんだったんだもの。

週末には、パパと健じいちゃん、マコばあちゃんがきてくれたから、わたし、点滴がはずれたのを見せてあげたよ。

部屋を出て、病棟の入り口のガラスドアのところにいるお兄ちゃんにも、見せにいったよ。ノリちゃんの部屋にも、遊びにいったよ。ゴロゴロ棒をひっかけたり、点滴がぬけたりする心配がないから、うれしくて走りたくなっちゃう。

でも、ろうかは走ったらいけないんだよね、ママ。

うなぎをとられた！

ずいぶんよくなったから、九月には退院できるかも。

日向先生もママも、そうなるといいなって思っていたみたいだけど、わたしは、退院できるほどいいわけじゃなかった。

よくなったかな、と思ったら、また、吐き気がひどくなる日もある。そのたびにわたしは、日向先生から、食事をとめられた。

そんなときにかぎって、九月のある日、パパがうなぎを持ってきた。

「美咲、今日は食べられないのよ。」

「ええ！　うなぎ持ってきたのに。」

ママが説明すると、パパはがっかりしながら、うなぎの袋を見せてくれた。

うなぎなのに、せっかくのうなぎなのに、どうして今日は食べられない日なの？

ママは、うなぎの袋を持って部屋を出ていった。

しばらくして帰ってきたママの手に、うなぎの袋はなかった。

それはつまり。

「ママ、美咲のうなぎ、食べたね。」

「え？　う、うん。」

まくらをかかえたまま、ママをじーっとにらむ。ママなのに。おとななのに。子どもの食べ物をとるなんて！

くやしくて、涙が出てきた。食べ物のうらみは、こわいんだから。

「日向先生のところに、赤ちゃんがうまれたんだよ。」

ある日、看護師さんが教えてくれた。

「ほんと？」

赤ちゃん、大好き！

わたしが目をかがやかしていると、

「新生児室にいくと、会えるよ。」

「いってもいい？」

看護師さんは、日向先生にきいてくれて、マスクをして、病棟にもどるときは、ちゃんと手を消毒するって約束するなら、いいよっていってくれた。

「すぐにもどってきてね。」

うん！

ママと新生児室にむかった。病院のなかは迷路みたいで、探検している気分になる。エレベータでべつの階にいくのも、わくわくした。

新生児室では、一列にならんだ小さなベッドに、赤ちゃんがたくさん寝ていた。ママにだっこしてもらって、ガラスごしにのぞきこんだら、ベッドのところに「ひなた」って書いてあるのを見つけたよ。

「ほら、美咲。日向先生の赤ちゃん。」

「ちっちゃいね。かわいいね。」

じっと見つめる。赤ちゃんは目をつぶっているけれど、ときどき、口をもぐもぐ動かしている。

ママに、だっこからおろしてもらうと、わたしたちのとなりで、おなじようにのぞきこんでいる女の人がいた。

顔を見てびっくり！

だって、日向先生とおなじ顔をしているんだもの。おしりをとんとんってたたいて、声をかけてみた。

「ねえねえ。日向先生とそっくりですね、あなた。」

ママはあわてていたけれど、女の人は、にっこり笑って教えてくれた。

「妹なんですよ。」

やっぱり。どうりで、そっくりなわけだよね。

赤ちゃんも、日向先生とおなじ顔なのかな。だけど、ねむっている赤ちゃんの顔は、まだくしゃくしゃっとしていて、よくわからない。

かわいい赤ちゃん。元気にそだつといいな。

その夜、ベッドの上でビデオを見終わったときだった。

「美咲、クリーンルームのとなりの赤ちゃん、おぼえている？」

ママが、きいてきた。

「うん。」

「赤ちゃんね、おうちに帰ったよ。」

「そうなんだ！　すごいね。美咲もがんばらないと！」

「がんばって、退院しようね。」

だけど、このとき、ママはうそをついていた。赤ちゃんは退院したんじゃなくて、ほんとうは、亡くなったんだ。

手術のあと再発すると、治療がむずかしくなるんだって。赤ちゃんも、再発していた。

ママは、手術のあとからずっと、わたしの再発を心配している。

わたしは、退院できるのかな。

退院とモスバーガー

十一月になって、外泊の許可が出た。少しずつ病院を出て、からだをならしていこうという、日向先生の作戦だった。

さいしょの外泊では、七五三のお祝いをしてもらったよ。着物を着て、ちょっとだけお化粧もしてもらった。髪はのびてきたけれど、まだすごく短くて、髪かざりはむりかなって思ってた。だけど、おしゃれなママはあきらめない。

そう、ママはいつだって、あきらめないんだ。

「だいじょうぶ、できる！」

そういって、かわいい髪かざりをじょうずにつけてくれた。ママ、ありがとう。

十二月のはじめには、四泊したよ。

外のつめたい空気にふれても、健じいちゃんのうちのお風呂にはいっても、マコばあちゃんの手料理を食べても、わたしの具合が悪くなることはなかった。

これなら、だいじょうぶ。日向先生はついに、退院の日を決めてくれた。
わたし、うちに帰れることになったよ！
次の日、日向先生から招待状がとどいた。

さとうみさきさま
しょうたいじょう
モスバーガーをたべるかい

にちじ　12がつ13にち(どようび)
ひるごはん
ばしょ　ひなたてい
やくそくのモスバーガーをごちそうします。
たいいんのまえいわいをしよう!!

ひなたひろかず

日向先生は、クリーンルームでした約束をわすれていなかった。

「モスバーガー！」

「美咲、なににする？」

わたしもママも、わくわくして、前の日から、メニューを前にはしゃいでいた。

「えっとね、チーズバーガーでしょ。プレーンドッグもいいな。あとね、チキンナゲット。飲み物は、ストロベリーシェイク！」

「そんなに食べられるの？」

「だって、ぜんぶ食べたいんだもん。」

わたしは、メニューにマジックペンで、まるをつけた。チーズバーガーは、まるが二重になった。

うれしいな。はやく土曜日にならないかな。

約束の日、午後一時に病院の一階で待っていたら、日向先生が、紺色のクルマでむかえにきてくれた。

白い服じゃない日向先生は、ふつうのお父さんみたい。

クルマをとめたまま、わたしとママの食べたいものをたしかめると、携帯電話で注文してくれる。

モスバーガーで大きな袋をふたつ受けとると、日向先生の家につれていってくれた。

日向先生の家には、奥さんと、うまれたばかりの赤ちゃんがいて、赤ちゃんは、わたしが新生児室で見たときよりも、ころんとふとって大きくなっていた。

日向先生がわたしに、赤ちゃんをだっこさせてくれる。

ほんものの赤ちゃんは、いつものお人形さんとはぜんぜんちがう。すごく重くて、だけどあったかくて、ふにゃふにゃしている。赤ちゃんは、生きているってかんじだった。

赤ちゃんは、わたしの顔を見て笑ってくれたよ。かわいいな。

日向先生の奥さんは、チーズケーキを焼いてくれていた。

日向先生、ありがとう。

約束を、おぼえていてくれて。

わたし、元気になったよ。

十二月二十日。

退院する日がきた。

病院でできた友だちが、お祝いの色紙を書いてくれた。

みんなとたくさん写真撮影もした。みんなが、おめでとうっていってくれて、とてもうれしかった。

この病院にきたとき、「家族みんなで、いっしょにうちに帰ろう。」って約束した。

それは、わたしが病気をなおして、生きて退院するということ。

約束どおりになる……はずだったのに、こういうときにかぎって、パパは風邪でダウンした。

「まったく、パパって大事なときに、いつもそうなのよ！」

ママが、おこっていた。

でもね、ママ。

これからは、うちにいれば、みんなずっといっしょだね。

わたし、がんばったよね。ママもパパも、お兄ちゃんも、みんな、がんばったよね。

病院のみんな、ノリちゃん、日向先生、看護師さんたち、ありがとう。
これからも、がんばるね。

7

家（いえ）での生活（せいかつ）

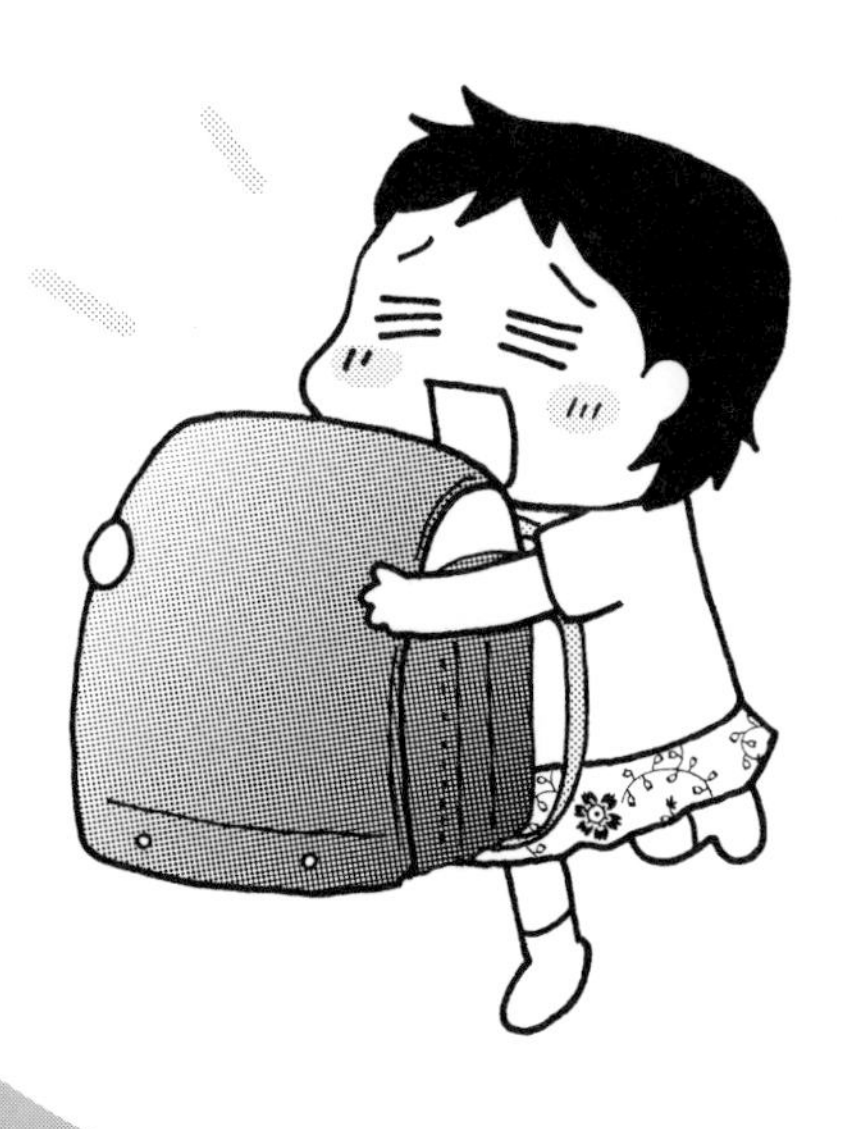

たくさんの約束

あたらしいうちが決まるまでのあいだ、わたしたちは、健じいちゃんとマコばあちゃんのうちで、生活することになった。

退院はしたけれど、わたしはまだ、ふつうの人とおなじように暮らすことはできない。

太陽の光にあたってはいけません。

人ごみのなかに、いってはいけません。

ほこりっぽいところに、いってはいけません。

土や砂をいじってはいけません。

動物に、さわってはいけません。

温泉など、たくさんの人がはいるお風呂にはいってはいけません。

消化の悪いもの。おさしみなどの生もの。作ってから時間のたったものなど、食べてはいけないものもたくさんある。水道の水も、そのまま飲んだらだめなんだ。

外出するときは、かならずマスクをして、夏でも長そでの服を着なくてはいけない。再発していないかたしかめるために、二週間にいちど、日向先生のいる病院までいかなくてはならない。

わたしにはたくさんの『約束』があった。

いつ、再発するかわからない。今日するかもしれないし、来週、するかもしれない。めやすは五年間。そのあいだに再発しなければ、わたしはずっと生きていけることになる。だけど、まだ六歳のわたしにとって、五年間って、すごく長い時間だよね。

二週間にいちど、パパが運転して家族でいく往復八時間のドライブは、ちょっとした旅行みたいだった。血液検査をして再発していないことがわかると、パパもママも、いつもほっとした顔になる。

帰りはお祝いに、病院のそばにあるケーキやさんでケーキを買って帰るようになった。わたしはまだ、ときどきおなかをこわしていたし、生クリームも食べちゃいけないんだけれど、おいしそうなケーキをながめて、わたしにも食べられるお菓子を買ってもらえるのがうれしくてしかたなかった。

ふつうの小学生になりたい

四月になるのが、待ちどおしかった。もうすぐ小学生になれる。パパが、赤いランドセルを買ってくれた。あといくつ寝たら、入学式になるのかな。

ママは、入学式にわたしにどんな服を着せようか、自分がどんな服でいこうかって、考えているみたい。おしゃれなママは、ここぞとばかりにはりきっているんだ。

だけど、小学校の入学通知書がとどかない。入学通知書っていうのは、『あなたが住んでいるのはこの町ですから、この小学校に入学してください。』って、六歳の子ども全員にとどくお知らせのこと。

「おかしいよね。連のときには、もうきていたころだもの。」

パパとママが、話をしている。

団地からひっこしちゃったから、郵便物がとどかないのかもしれない。そう思ったママは、市役所できいてくることにした。

ママは、ひっこした理由をつたえた。わたしの病気のことも。

ところが、それをきいた担当の人は、

「それはちょっと……。ふつうの小学校ではむずかしいので、特別なクラスに通わせたほうがいいんじゃないですか。」

って、いいはじめた。

そんなことをいわれると思っていなかったママは、おどろいてたずねた。

「どうしてですか？　食べ物やほこりに、注意するだけです。なのに、どうして、特別なクラスなんですか？」

がんばって手術して、がんばって退院して、やっと小学校の入学式にまにあったのに、どうして特別なクラスにいかなくちゃいけないの？

だけど担当の人は、ほかの子といっしょに授業をうけるのはだめだといった。

「給食は、食べられないんですよね。生やさいが出るし、作ってから時間もたっているし。」

「だったら、お弁当を持たせます。」

「そうはいわれてもですね。子どもですから、万が一、食べてしまうってこともあるでしょう。こちらでは責任が持てないんですよ。」

ママが、どう説明すればわかってもらえるのか考えていると、担当の人がいった。

「だいたい、一年半ちかく入院していたんですよね。体力もそうですけれど、勉強はついていけるんですか？」

かちん。

あたまが悪いと決めつけられて、ママは、しゅんかん湯わかし器みたいにおこった。

だってわたしは、四歳のときから、ひらがなが書けたし（「と」がぎゃくだったけれど）、入院しているあいだに、パパが「さんすう」や「こくご」がおぼえられるゲームを買ってきてくれたおかげで、もう、ふたけたの足し算ができるんだもの。

なのに『勉強はついていけるんですか？』ですって？

ママをおこらせると、こわいんだから！

ママは、わきにおいてあった傘たての傘をつかんで、たたいてやろうかと思ったって。

だけど、たたいても、担当の人のきもちを変えられるわけじゃないって気づいて、思いとどまったみたい。

　ママのそんな怒りも知らずに、担当の人は、いいつづけた。

「担任の先生への負担が大きくなりますから、むりですね。美咲さんのためだけに、介助する教員をつけるわけにもいきませんから。」

　話し合いをすることもなく、わたしがどんな子か知ろうともせず、担当の人はさいしょから、だめって決めていた。

「だったら。」

　ママは、ひくい声でいった。

「だったら、わたしがつきそいます。毎日、わたしが小学校にいきます。美咲の生活については、わたしが全責任を持ちます。小学校をうったえるようなことはしません。」

　そこまで一気にいい、息を整えたママは、担当の人の目を見ていった。

「それなら、いいんですよね？」

　ママ、かっこいい！

　ママは、すぐにうちにもどって、小学校に電話をかけた。市の担当の人より、わたしがいく小学校の先生たちと、ちょくせつ話をしたほうがいいと思ったのだ。

ここでも、おなじことをいわれたらどうしよう。

ママは、どきどきしながら電話をしたけれど、小学校の校長先生も、一年生の担任になる先生も、わたしのことをわかってくれた。

「お弁当を作ったり、授業中のつきそいをお願いすることになりますが、小学校はよろこんで美咲さんをうけいれます。」

「ほんとうですか？」

「もちろんです。入学式、待っていますよ。」

しばらくしたら郵便受けに、わたしの入学通知書がとどいた。小学校の校長先生が、市の担当の人に連絡してくれたらしい。

応援してくれる人がいて、パパもママも、すごくうれしかったって。

もちろん、わたしもうれしい！

わたし、一年生になれるね！

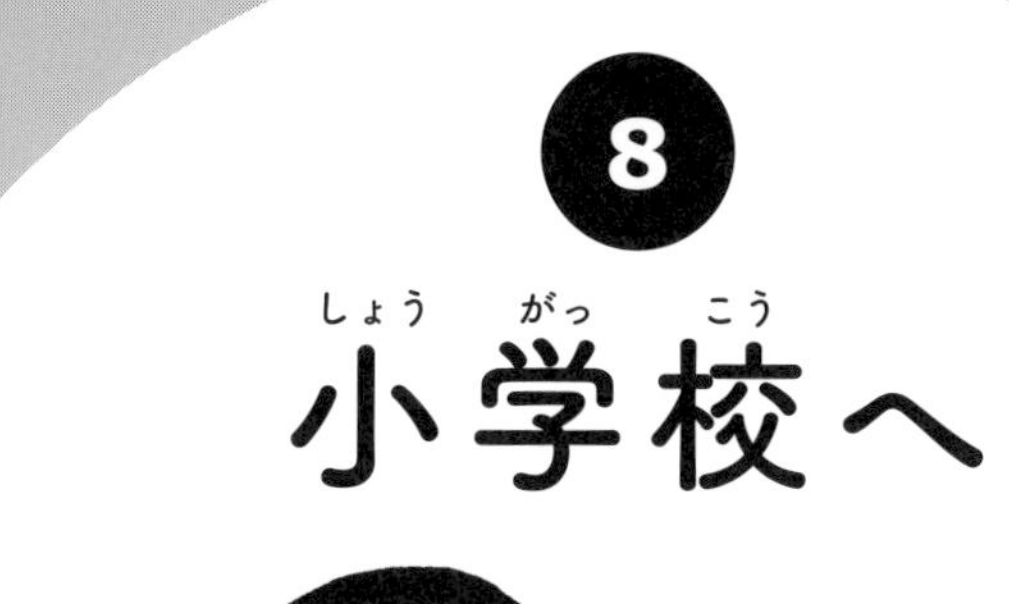

8 小学校へ

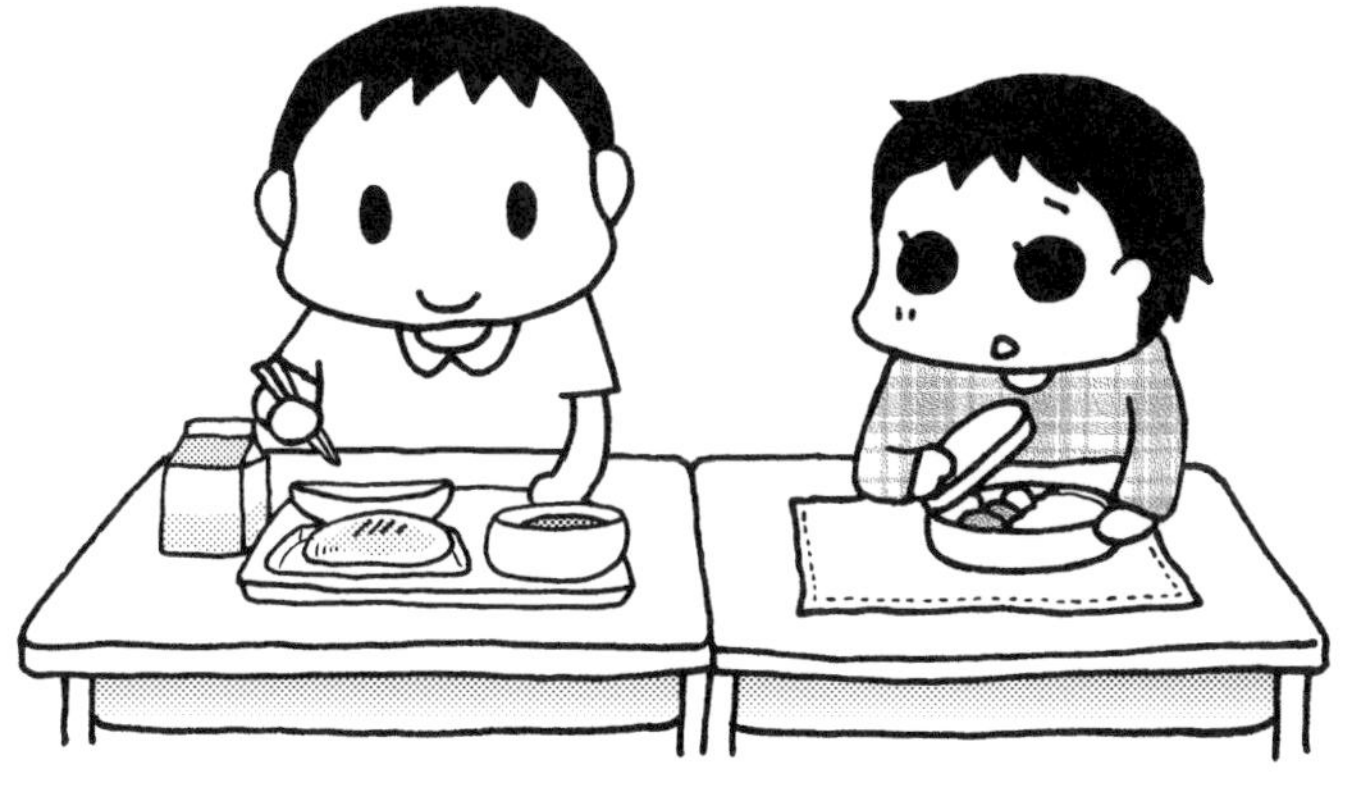

みんなとちがう子

わたし、一年生になったよ。

そして、あたらしいうちが決まったよ。あたらしいうちは、小学校のすぐそば。

お兄ちゃんは、また転校するのでたいへんだけど、これからはいっしょに通えるね。

髪はだいぶのびてきて、ふつうのショートカットみたいになった。もう髪の毛のこと、気にしなくていいね。マスクはしなくちゃいけないけれど、入学式には、ママがすごくかわいい服を選んでくれたよ。

パパもママも、みんなきてくれて、うれしかった。

あたらしいお友だち。みんな、よろしくね。

教室では、わたしの席は教室のいちばんうしろ。おなかが痛くて、トイレにいきたくなったら、すぐにいけるようにって、担任の先生が決めてくれたんだ。

算数、国語、音楽、図工、道徳。

みんなといっしょに机をならべて、みんなといっしょに授業をうける。

赤いランドセルはぴかぴかで、教科書もまっさら。小学生って、なんてすてき。

ママは、わたしたちのうしろにすわって、ずっといっしょに授業をきいている。教室にひとりだけ、『お母さん』がいるのって、ちょっとへんだけど、わたしは小学校って、そういうものなのかなって思っていた。

みんなとおなじ一年生になったけれど、わたしにはできないことがたくさんある。

体育の授業は、見学。校庭だけじゃなく、体育館でやる体育もほこりがたつから、だめなんだって。だから、いつもみんなが体そう着に着がえて、教室から走っていくのをうしろから見ていたよ。

休み時間になると、みんなが鬼ごっこやドッジボールをはじめる。天気のいい日の休み時間は、みんな校庭に出ていって、教室にはだれも残らない。

だけど、わたしは外にいけないから、教室からみんなが追いかけっこをするのをながめていたよ。

いいな。いっしょにやりたいな。

そうじの時間になると、わたしは、べつの部屋に『ひなん』した。

机を動かしたり、ほうきではいたりすると、ほこりがまいあがる。吸いこんでしまわないように、いっしょにやることはもちろん、見ているのもだめなんだって。

ひとりで、しずかなべつの教室にいって、絵をかいたりしてすごしていたよ。

つまらないな。みんなといっしょに、そうじしたいのに。

しばらくすると、給食がはじまった。

ママは、給食のこんだて表を見て、みんなとおなじものを食べられるように工夫してくれたよ。ハンバーグのときは、ハンバーグ。カレーのときは、カレー。デザートにプリンやゼリーが出るときは、おなじようにしてくれた。

給食の時間になると、給食当番がある。みんな、銀色のトレイを持って、ひとりずつならんでよそってもらう。

わたしもいっしょに、ならびたいな。

ママの作ってくれたお弁当を机の上にひろげて、みんなが席につくのを待ちながら、そんなふうに思っていたよ。

小学校にいったら、あたらしい友だちができたよ。

みんな、自転車に乗っている。

わたしも乗りたいけれど、だめなんだ。わたしの骨は薬のせいで、ちょっと弱くなっている。自転車でころぶと骨を折るから、ママにだめっていわれている。

みんなが自転車でさーっといくと、わたしは、「まって！」っていいながら、うしろから追いかける。

走っちゃだめだから、あっというまにみんなが遠くにいっちゃう。はやく、骨がじょうぶになって、自転車に乗れるようになるといいのに。

入院する前に買ってもらった、ウサギの自転車。パパが背中をおしてくれた自転車。

わたしの骨がじょうぶになるころには、わたしの背はもっとのびているから、このウサギの自転車は小さくなって、きっともう乗れないね。

入学して少したつと、春の大運動会があった。

授業の予定がちょっとだけかわって、みんなで行進やダンスの練習をする。

だけど、そのあいだもわたしはずっと見学だった。

教室のなかで待っていたり、校庭のはしっこの、日かげのところにいたり。

お兄ちゃんは、百メートル走に出るって、はりきっている。

いいな。わたしも、走ったり、みんなといっしょに玉入れしたりしたいな。

運動会の日は学校を休んで、健じいちゃんとママと旅行にいった。お兄ちゃんが活躍するところを見たかったけれど、砂ぼこりがたつから教室にいなくちゃいけないし、ずっと窓のそばにいると、太陽の光にあたるからだめなんだって。

いったのは、『病気にきく』っていう温泉。温泉だけどお湯はなくて、あたたかい岩の上に寝ころがるところ。お風呂じゃないから、わたしでもだいじょうぶなんだ。

でも、山のなかにあるから、たいらな岩が少なくて、横になっていると背中が痛くなる。ママといっしょに、すわれるところをみつけて、すわったままじっとしていた。

まわりは、おとなの人ばかりいて、いっしょに遊べるような子は、ひとりもいない。

お兄ちゃん、百メートル走で一番になれたかな。

いじめ

わたしは、みんなとおなじつもりだったけれど、小学校では目立ったみたい。

いつもマスクをしている。

みんなが半そでを着る暑い日なのに、長そでを着ている。

体育の時間は、いつも見学で日かげにいる。

運動会は参加できないから、その日は休む。

そうじ当番もしない。

それに、わたしはみんなより、ずっと背がひくかったし、顔色も悪い。手術のあと、なにも食べられずにいたし、病院のなかにいて太陽の光をあびていなかったからかな。

そのうち、だれかが「ずるい。」っていいはじめた。

「そうじ当番をしないなんて、ずるい。」

「体育で見学ばかりしていて、ずるい。」

「先生に特別あつかいしてもらって、ずるい。」

しないんじゃなくて、できないのに。やらないんじゃなくて、やれないのに。先生が特別にしてくれるのは、わたしの病気のせいなのに。

少しずつ、こそこそと悪口をいう子が出てきた。わたしを仲間はずれにする子も出はじめた。

「青白い顔をして、お化けみたい。」

なんにんかが集まって、遠くからわたしを見ながら、そんなふうにいうこともあった。

悲しかった。

いじめは、わたしだけじゃなく、お兄ちゃんのところでもはじまっていた。

「おまえの妹、きもち悪い。」

お兄ちゃんは、そういわれたらしい。お兄ちゃんはやさしくて、ケンカなんてぜったいにしない。だけど、いやな子たちはしつこかった。

お兄ちゃんは、わたしの病気のことを知らない子が、おもしろがっていやがらせをするのが、くやしかったんだって。

小学校から帰ってきたお兄ちゃんは、ある日、ランドセルもおろさずに台所にいき、お茶わんを洗っているママにいった。

「美咲が、いじめられている。」

ママは、ちょっとだけお茶わんを洗う手をとめたけれど、すぐに洗いつづけていった。

「これはね、美咲の問題なの。美咲が乗りこえなくちゃいけないことなの。ママが、その子たちをしかっても、どうにもならないのよ。」

「でも……。」

お兄ちゃんは、不満そうな顔をした。

お兄ちゃんが、まだなにかいいたそうにしていると、ママは、急に水道の水をとめてむきなおった。

「連。あんた、お兄ちゃんでしょ。その子たちに、ちゃんといってきなさい！」

ええーっ！　いま、美咲が自分で乗りこえなくちゃいけないって、いったじゃないか！

お兄ちゃんは、不満そうな顔をする。だけど、お兄ちゃんも知っていた。ママにさからうと、とんでもないことになるって。

ママをおこらせると、こわいんだから。

翌日、お兄ちゃんは学校で、いじめっ子たちを見つけた。そして、大きな声でいった。

「おれの妹を、いじめるな！」

その日から、いじめは、ほんのちょっと少なくなった。

ありがとう、お兄ちゃん。

9

病気(びょうき)のこと

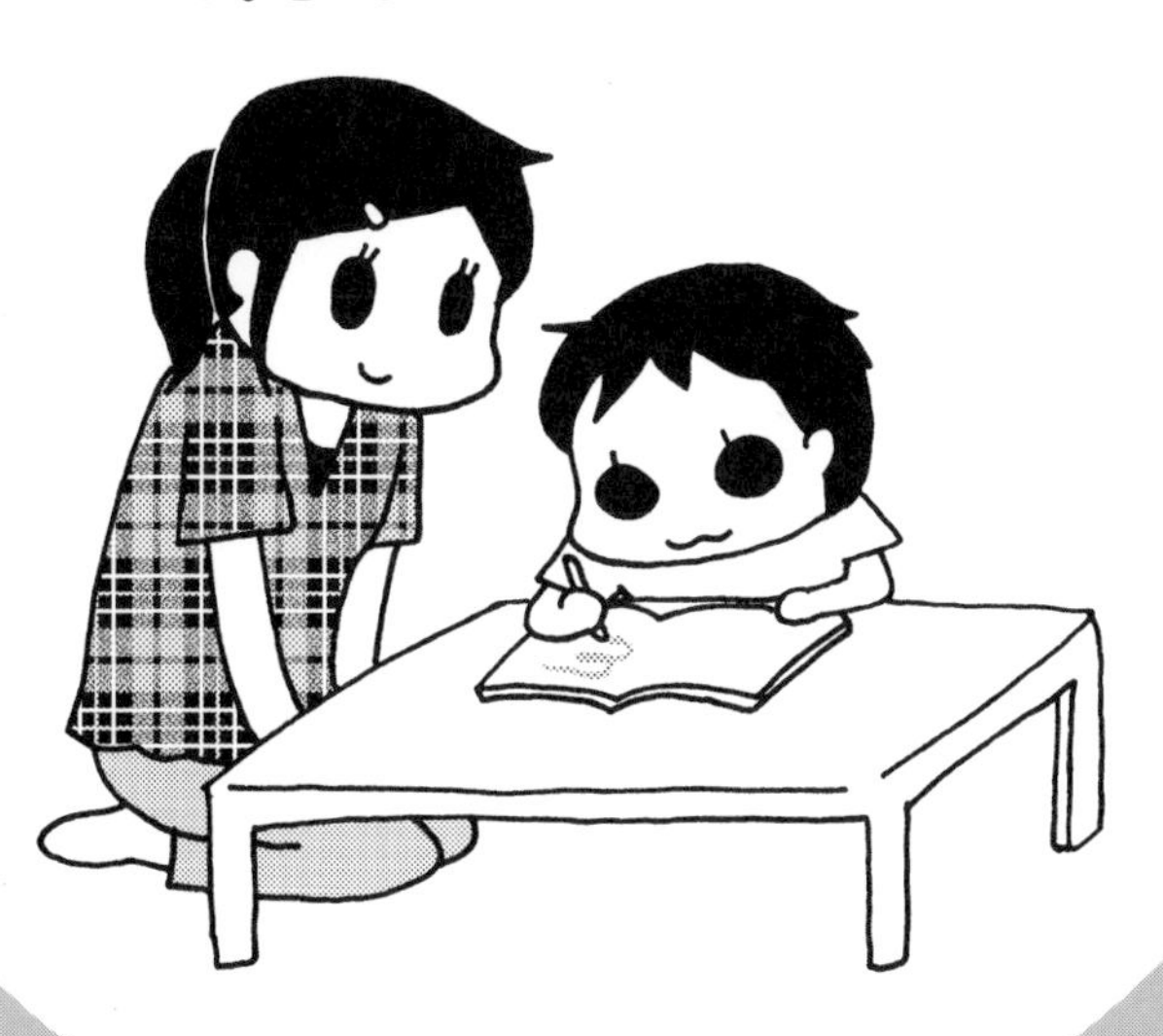

詩

夏休みになった。

自由研究をなににしようか、ママと考えているときだった。

「ねえ、美咲。みんなが美咲のことをかげでこそこそいうのは、美咲のことを知らないからじゃないかな。」

わたしは、ママを見た。

ママは、病院で、手術の前に説明してくれたときみたいな顔をしていた。

やさしく笑っているけれど、なにかたいせつなことをつたえるときの真剣な顔。

「病気になったのは、美咲のせいじゃない。恥ずかしいことでも、かくすことでもない。そうでしょう。」

わたしは、うなずいた。

「だけど、そうじをしない。体育の授業は見学する。みんな、ふしぎに思うよね。だったら、美咲のこと、みんなに知ってもらったらどうかな。」

みんな、どうしてわたしがマスクをしているのか、長そでの服を着ているのか、そうじをしないのか。そうじができない理由を知らないから、「ずるい。」って思うのかな。

知れば、わかってくれるのかな。

「ずるい。」って、いわなくなるのかな。

「美咲は、がんばったよ。すごくがんばった。そうでしょう？　クリーンルームにいるとき、すごくがんばったよね。まずいファンギも、自分で飲んだ。あんなに痛いマルクだって、ねむり薬なしでやったよね。」

わたしは、うなずく。だって、はやくうちに帰りたかったから。

「ごはんが食べられなくても、がまんした。なんども吐いたし、おなかも痛くなったけれど、がんばってがんばって、小学一年生になったよね。だから、そのことを、ちゃんと、みんなに知ってもらおう。それでも、いじめる子がいたら、そんな子は、ほうっておけばいい。」

「うん！」

わたしは、いままでのことを詩にして、絵をつけることにしたよ。
みんな、読んでくれるかな。

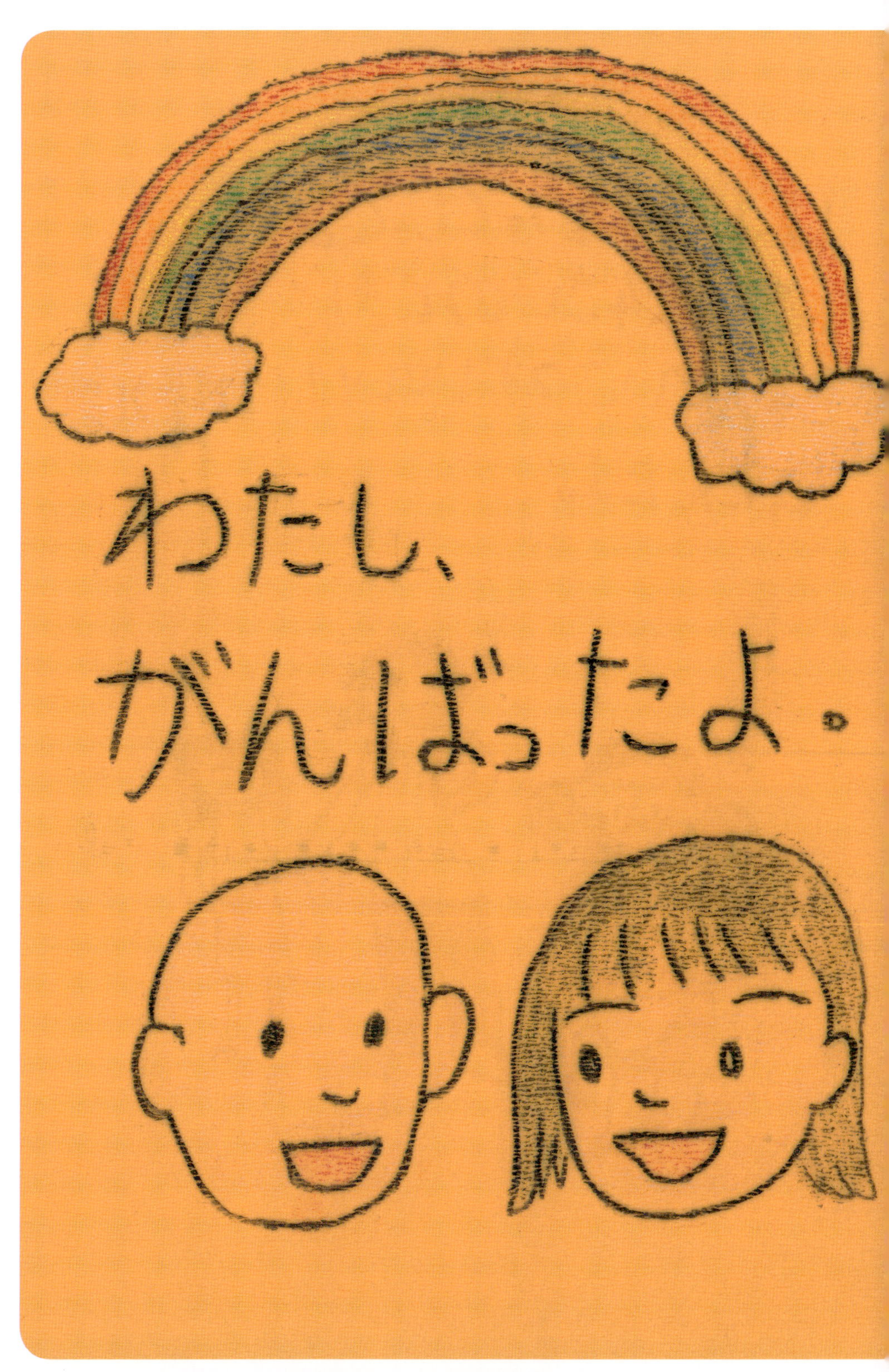
わたし、
がんばったよ。

はっけつびょうってしってる？
わたし、4さいのときに、
きゅうせいこつずいせいはっけつびょうに
なったんだよ。

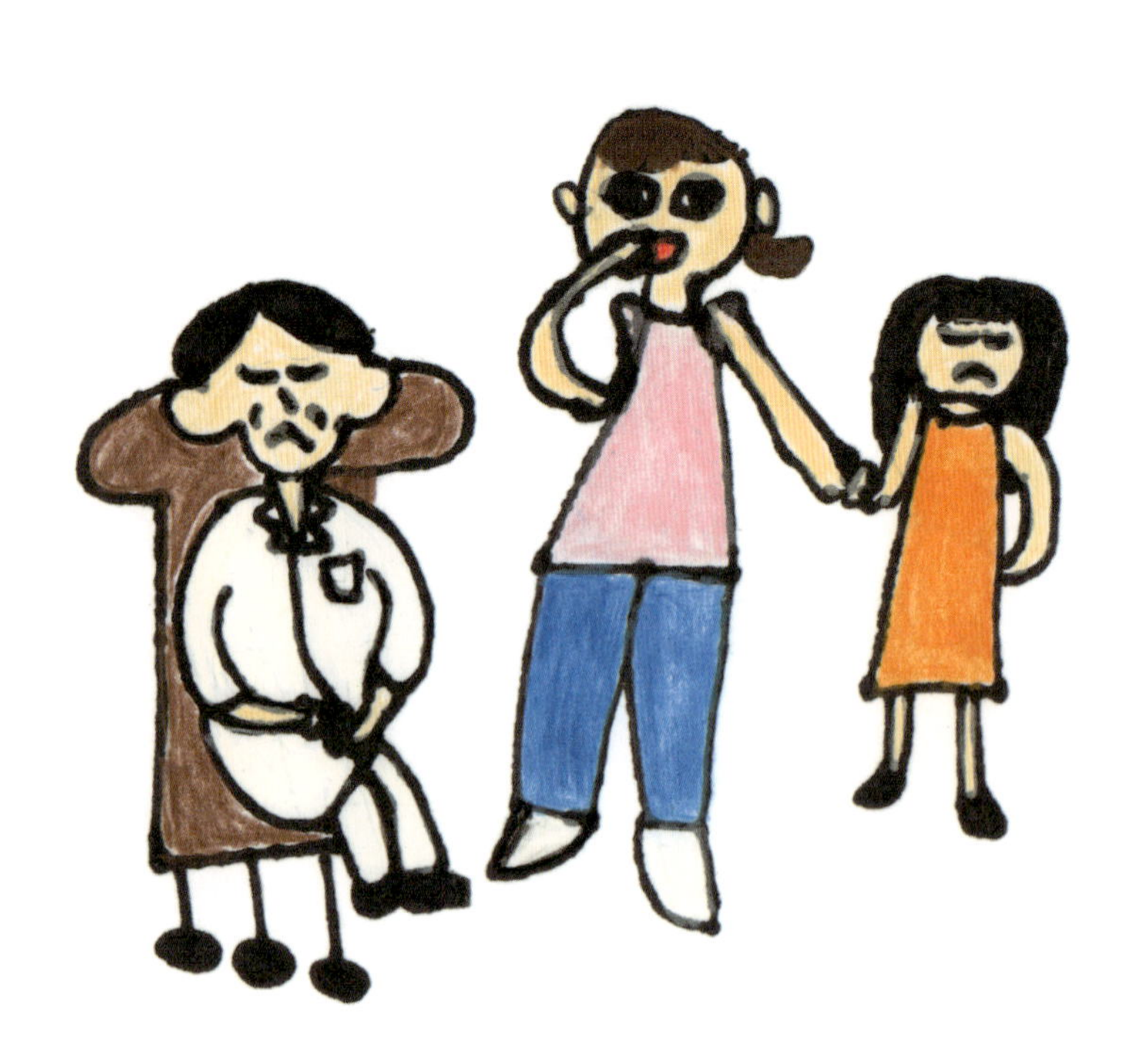

こうがんざいっていうつよいおくすりを
てんてきすると、いっぱいゲボがでて、
かみのけもまつげもぜんぶぬけちゃた。

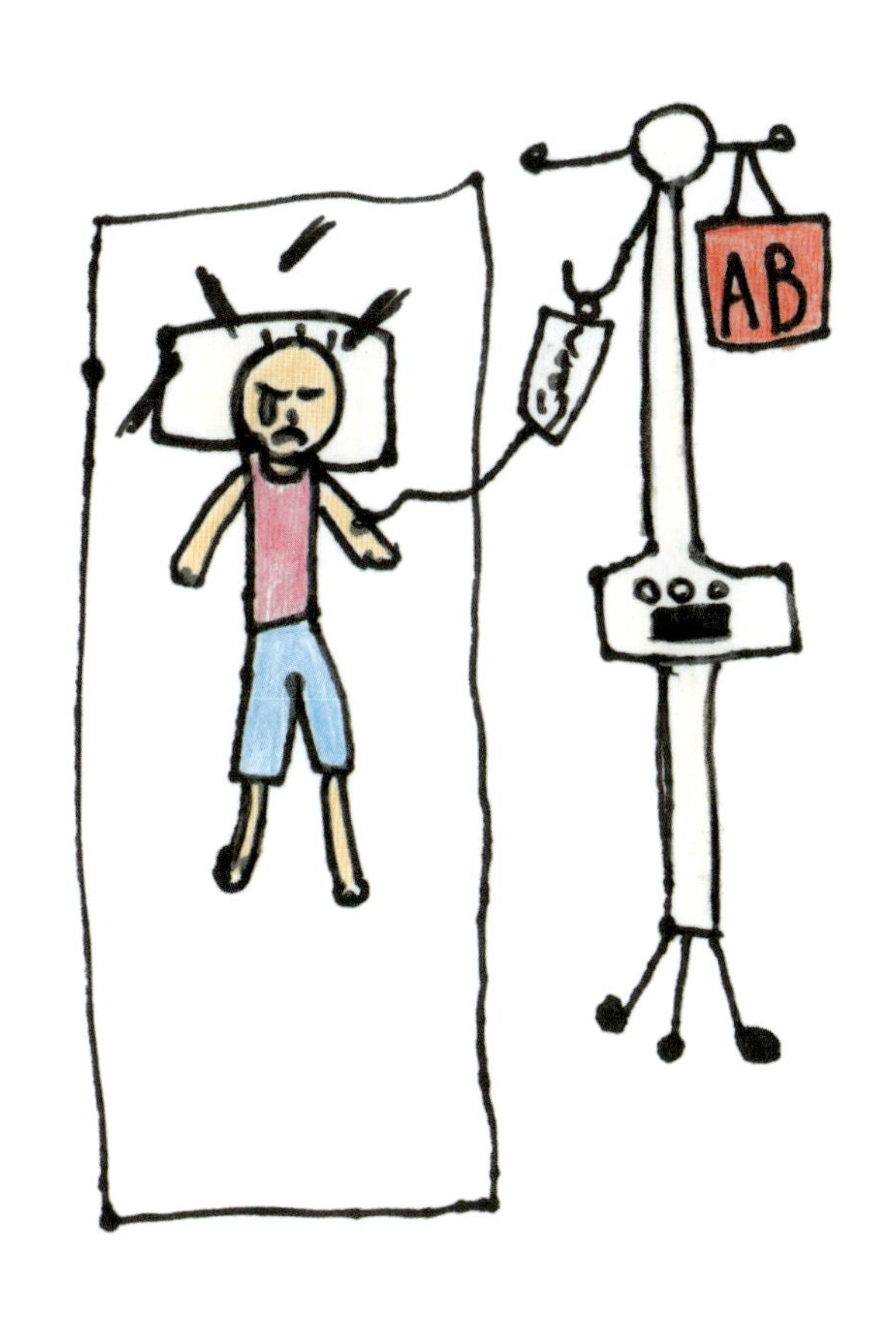

それでもわたしはよくならなくて、
こつずいいしょくをすることに
なったんだよ。

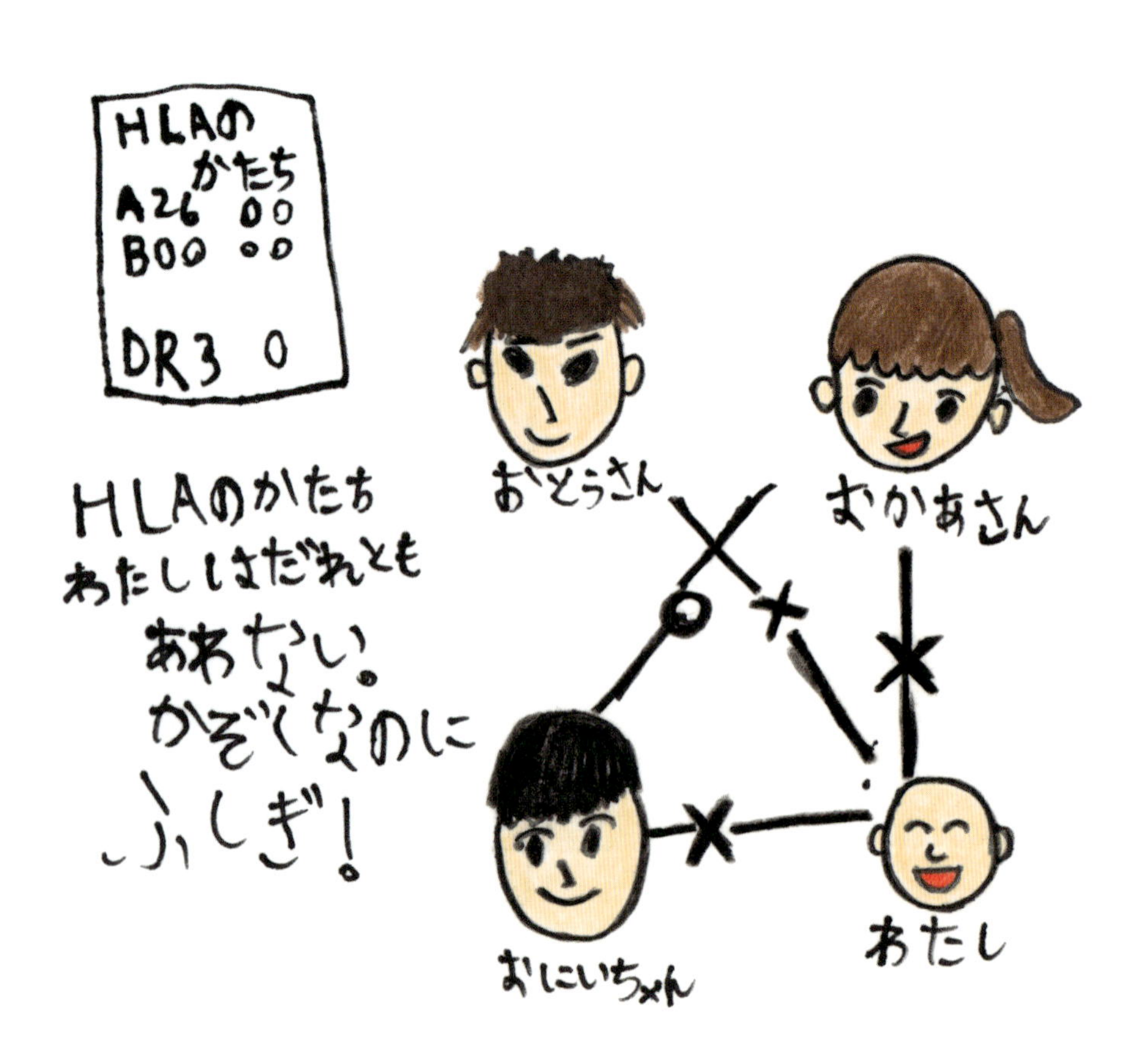

こつずいバンクとうろくしていた人から
いのちのこつずいえきをもらったよ。
おかあさんがその人にあいたいなって
いったから、わたしもあいたくなった。
でも、あえないんだって。

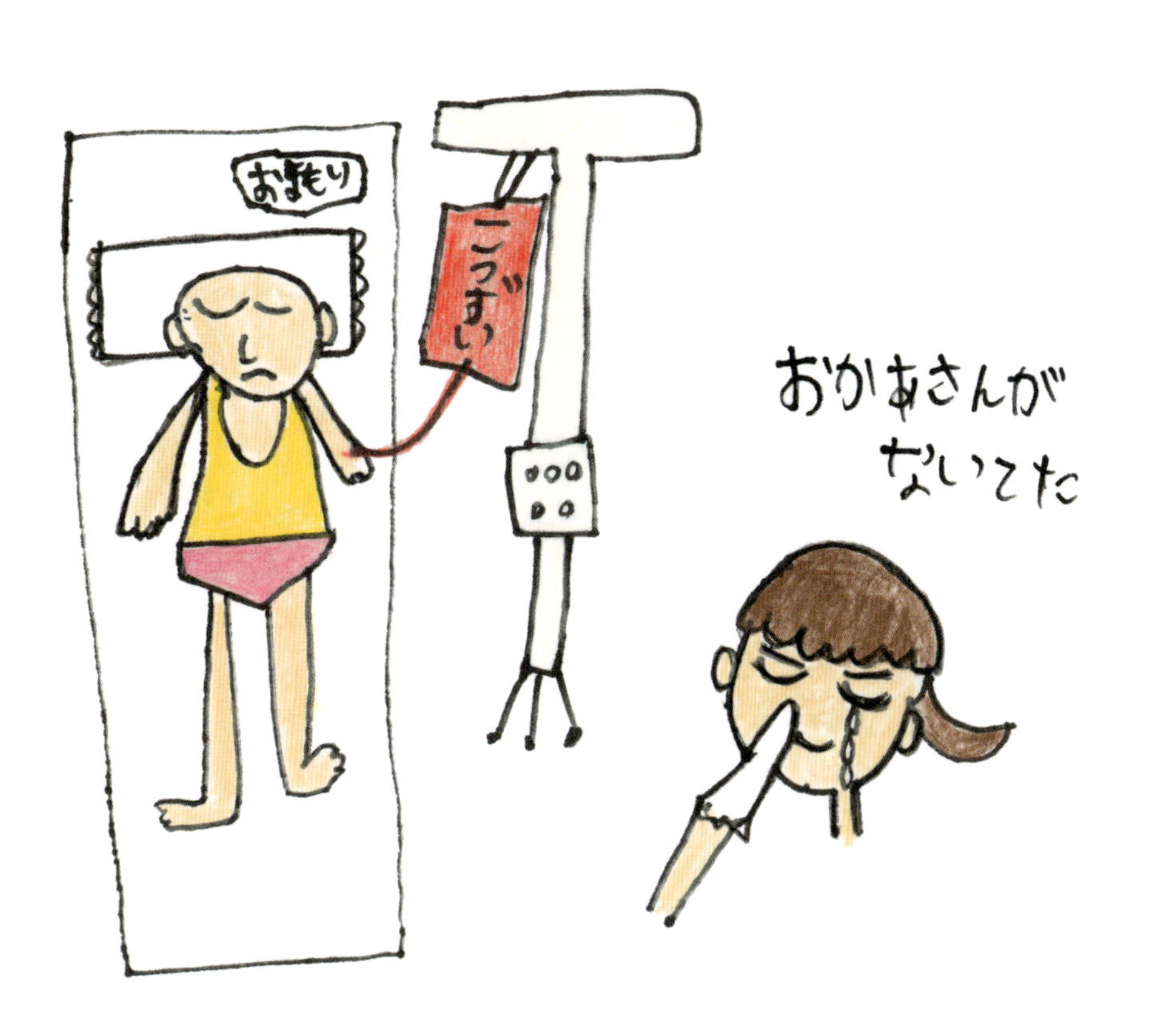

むきんしつの となりのベッドには、

わたしよりちいさなおんなの子も
がんばっていたから、わたしは
もっともっとがんばらなくちゃと
おもっていたよ。

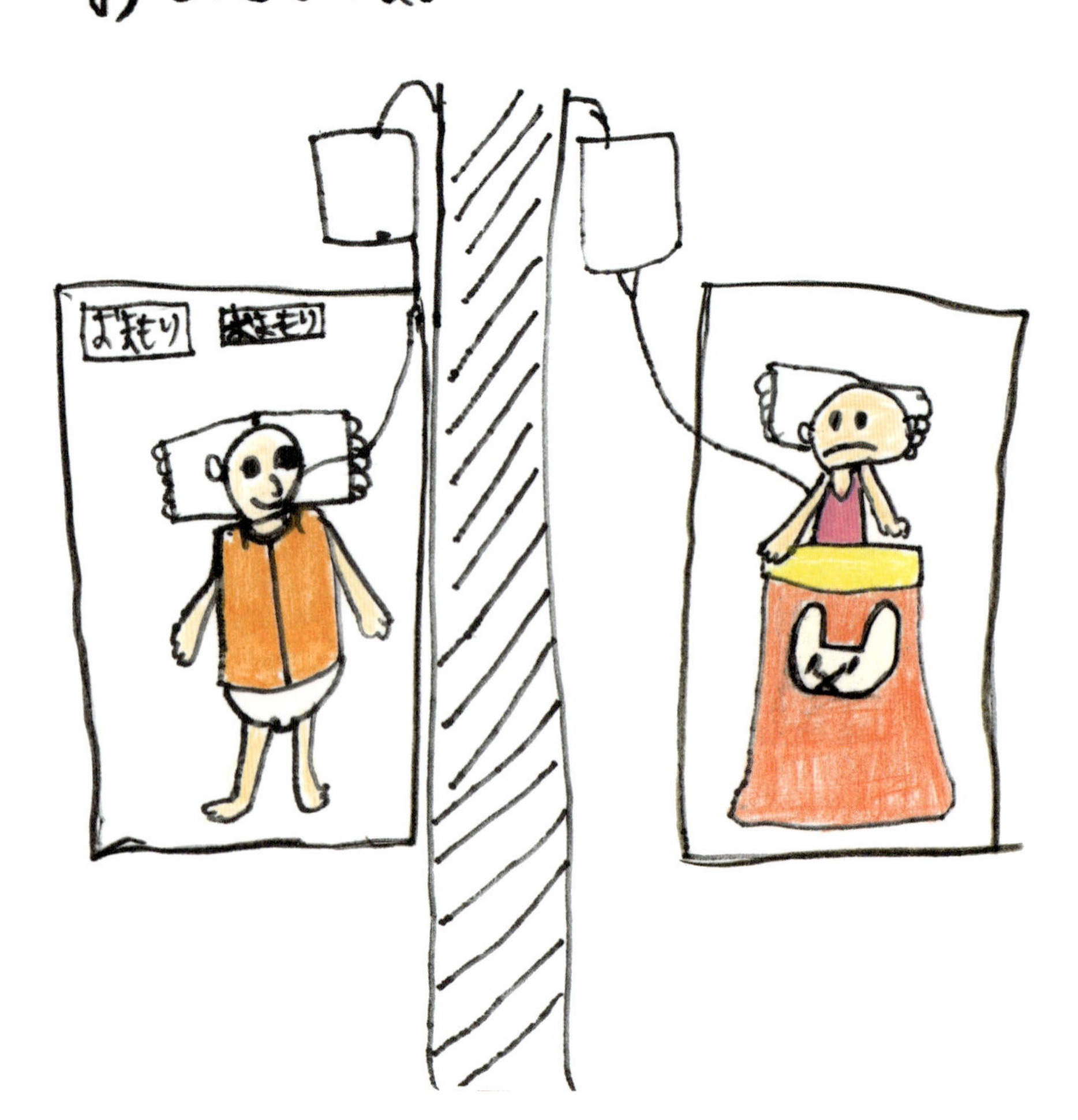

なんにちかたつと
ドナーさんからもらったこつずいえきと
わたしのからだがけんかを
はじめたから、すごくくるしくて
すごくいたくてもう
おきあがれない。

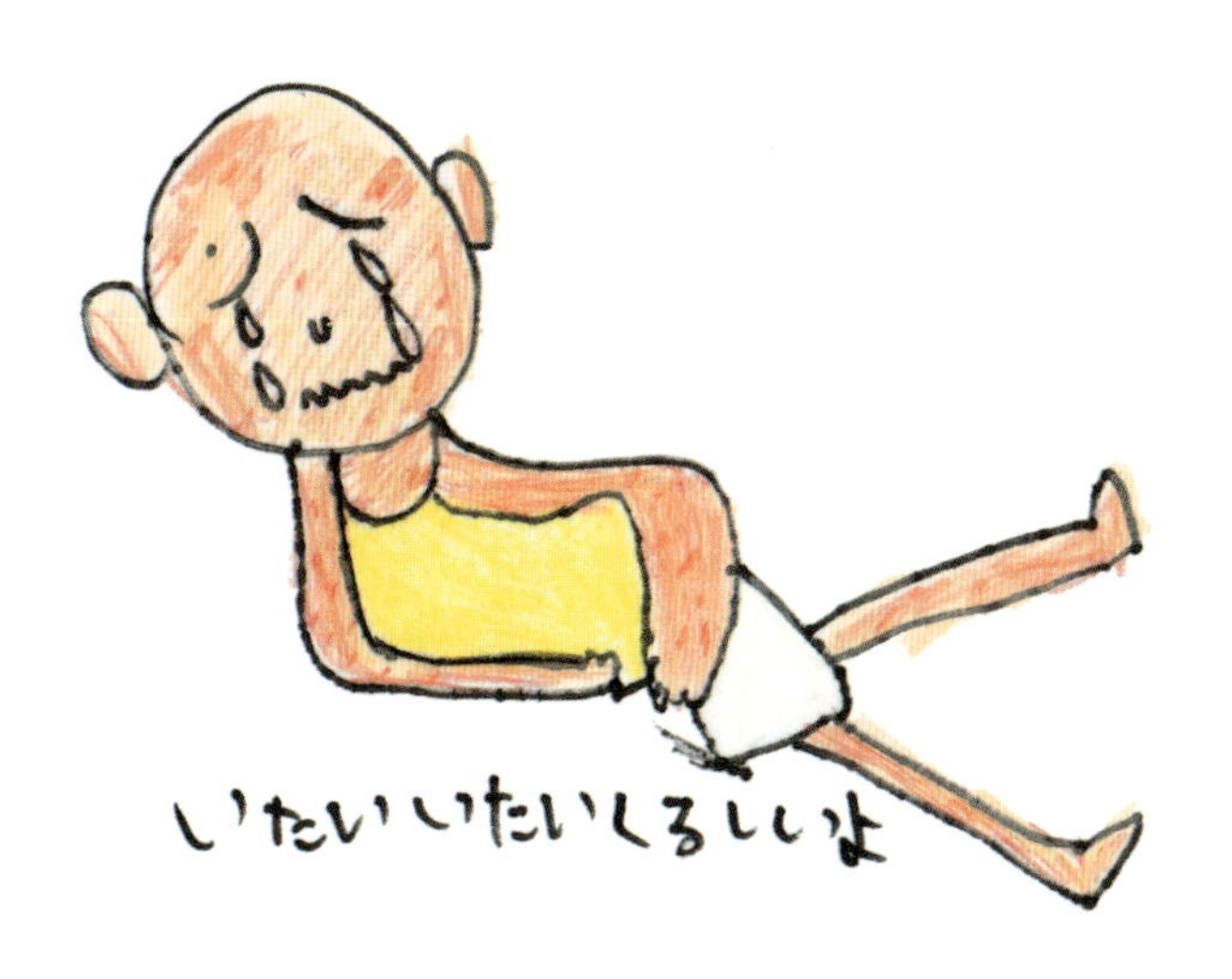

ずっとずーっといたくてつらい
ひがつづいたよ。
いっしょにがんばっていた
となりのおんなのこが
てんごくにいったって
せんせいからきいて
わたし、かなしかった。

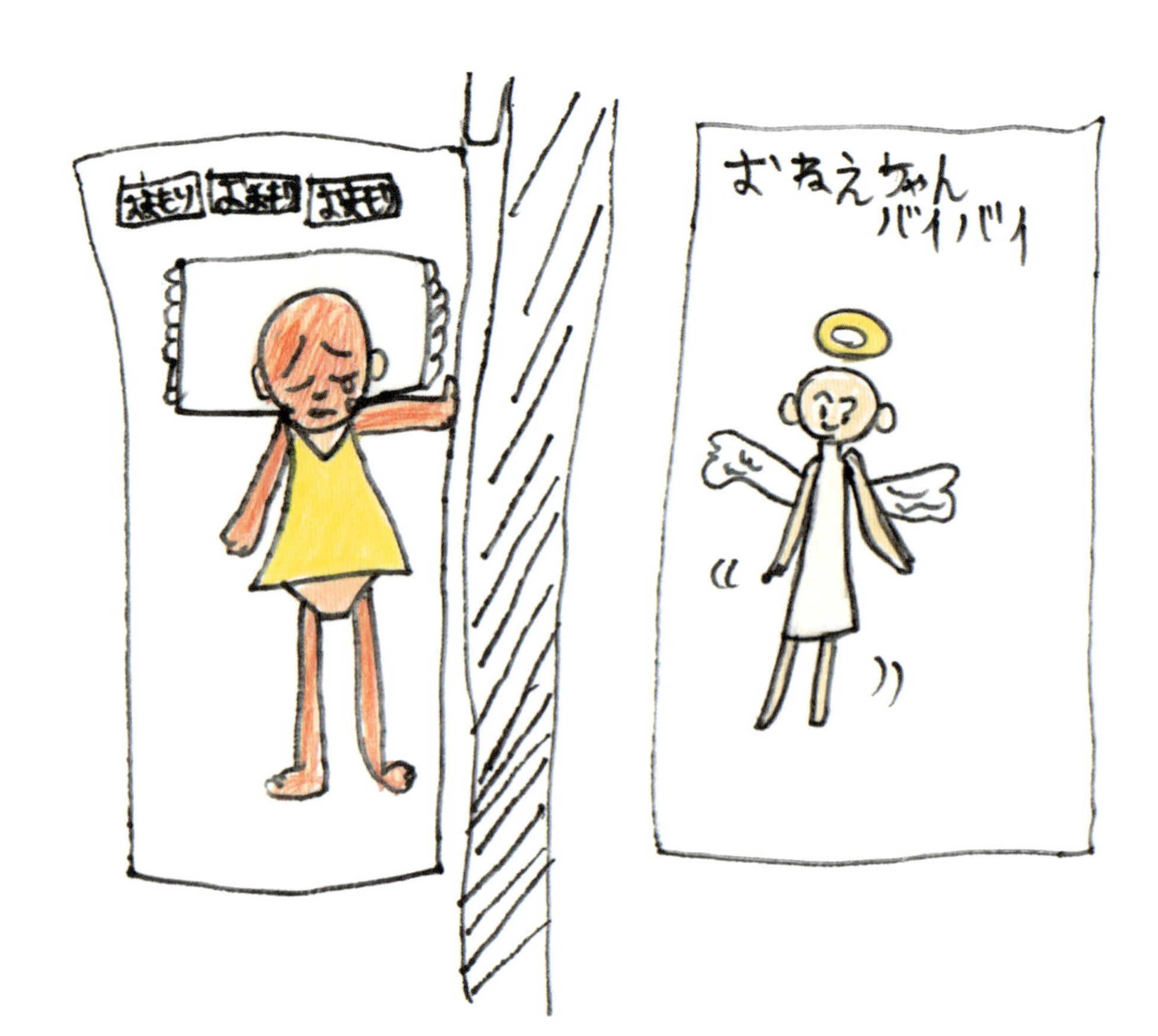

わたし、6さいのおたん生日も
びょういんだったけど、せんせいや
かんごふさん、おともだちみんなが
おいわいしてくれたからさみしくなかった。

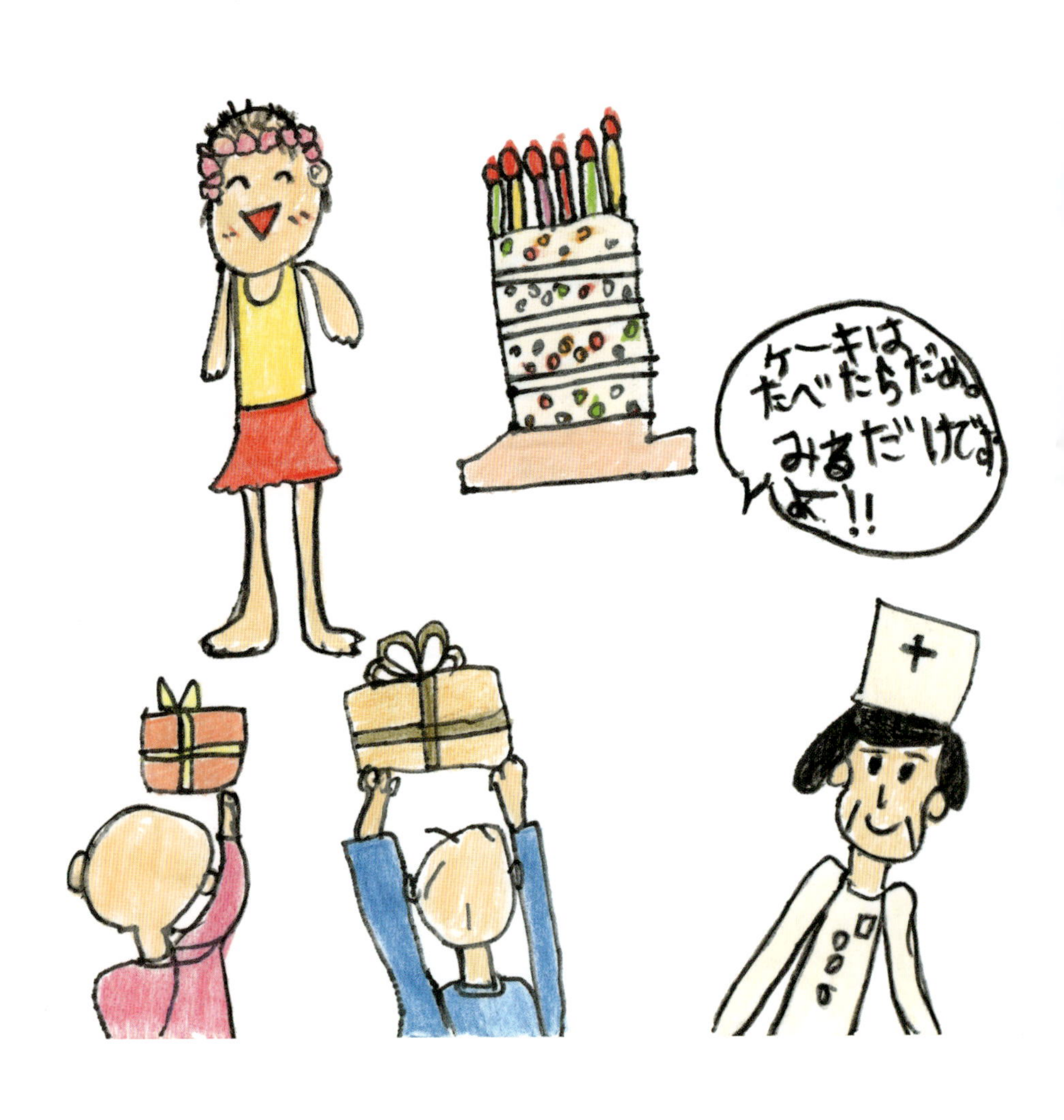

いしょくからとてもじかんがかかったけど
やっとたいいんがきまったよ。
たいいんのひは、むきんびょうとうの
とびらのむこうから、みんなが、
みおくりしてくれたんだよ!!

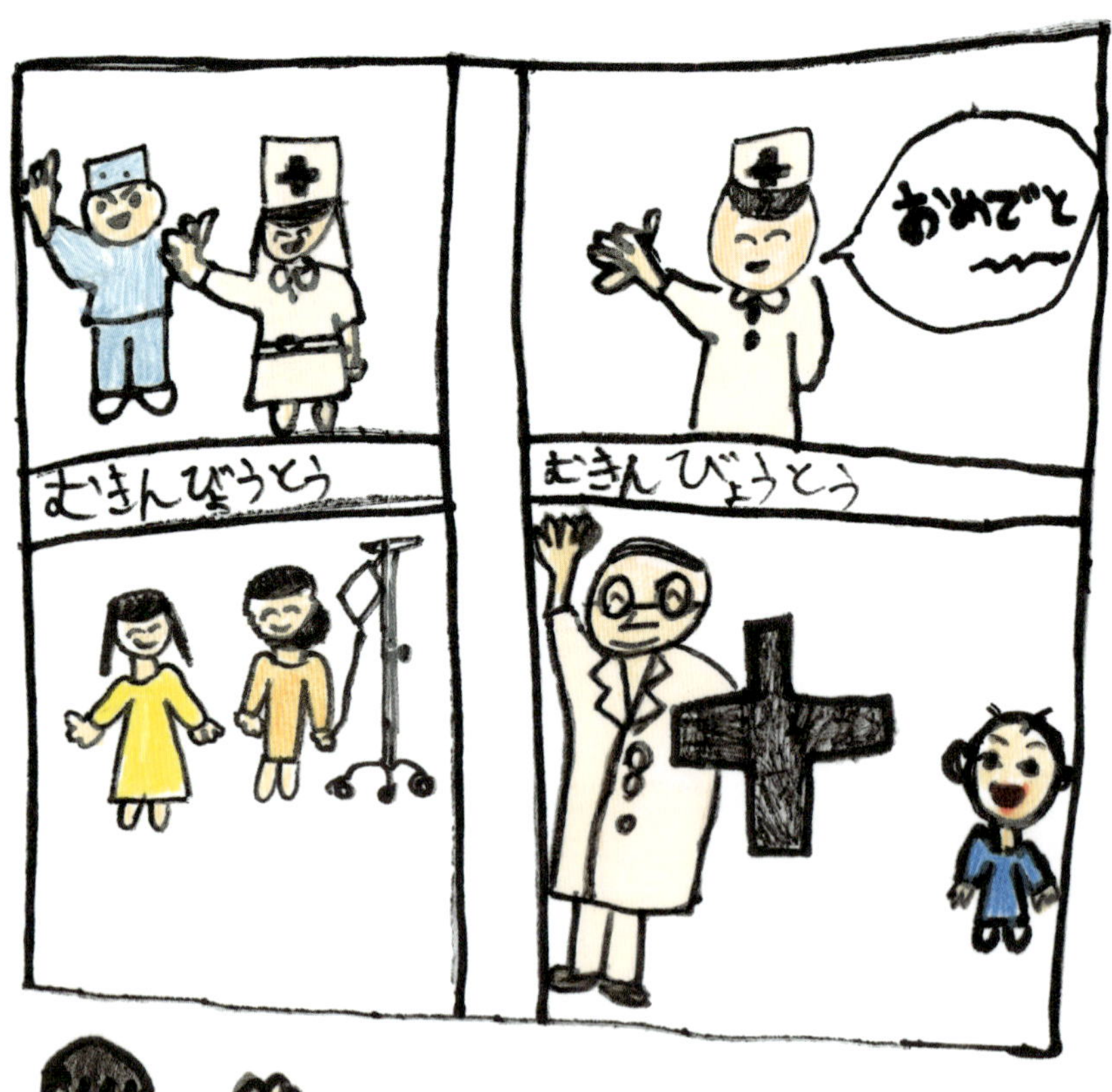

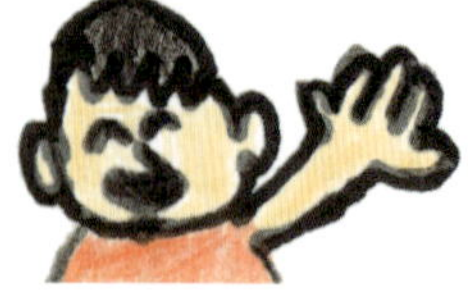

わたし、いちねんせいになったよ！
でも、まだまだわたしのからだは
みんなみたいにげんきじゃないから、
まいにちマスクしてなきゃいけないし
たいいくはぜったいしちゃだめなんだ
それからおそうじも……。
みんなごめんね。

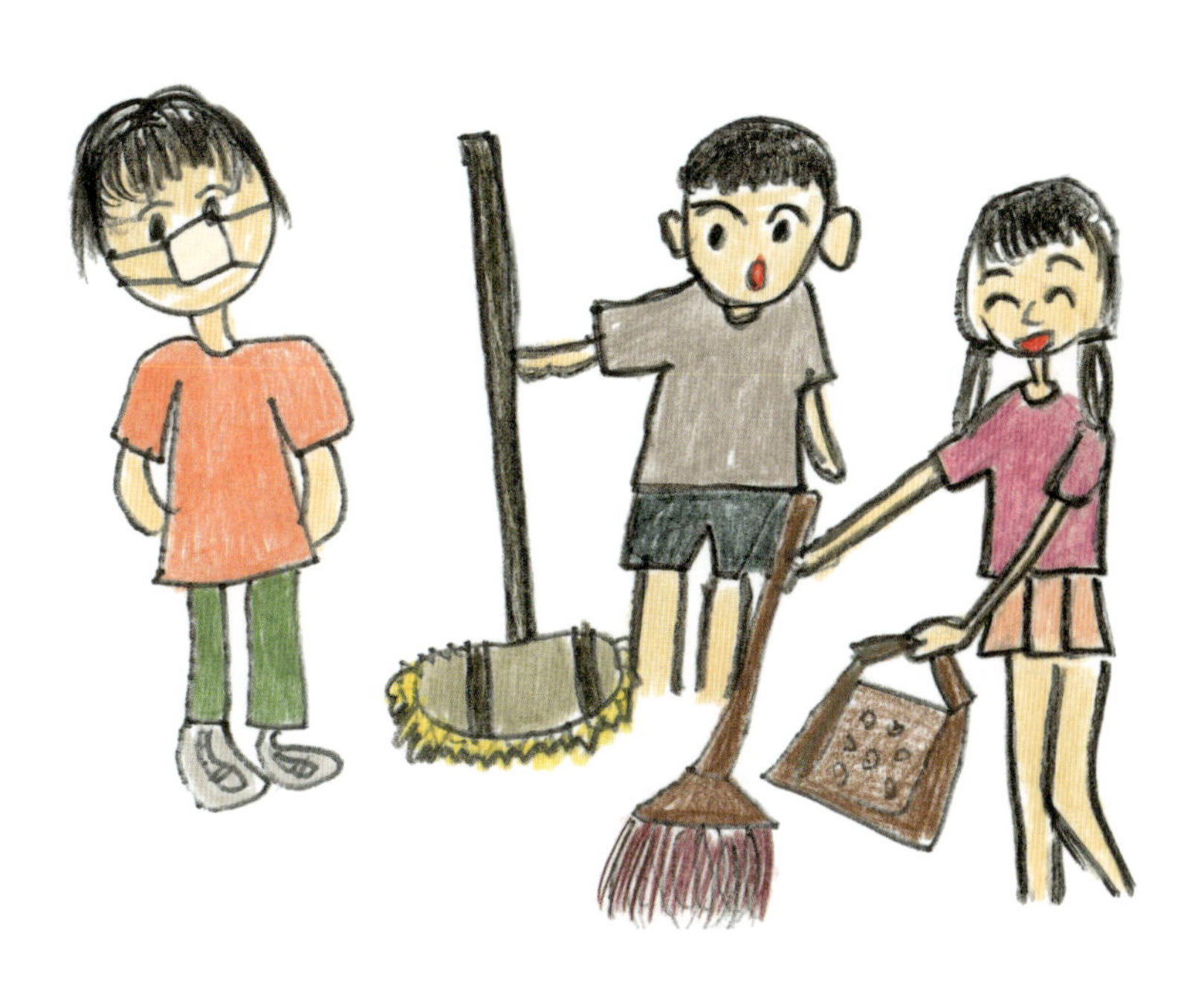

はやくみんなとおなじことしたいな。
やすみじかんにおにごっこ、プールにはいったり
しょうがくりょこうやうんどうかい…
みんながちょっといやなそうじだって
はやくいっしょにしたいんだよ。

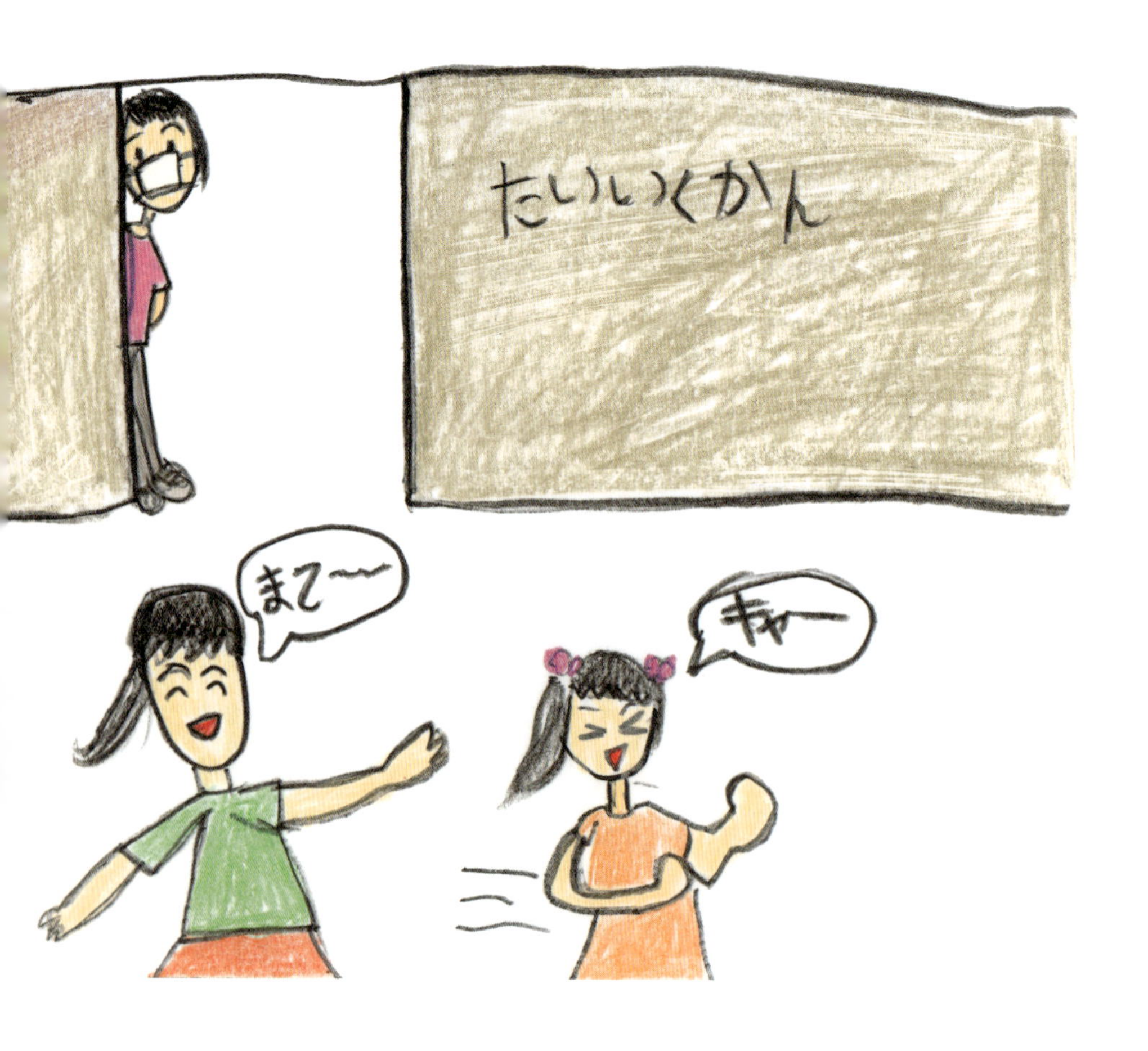

がんばったらたくさんいいことが
まっててくれるから、
みんなにおいつけるようにわたし
もっともっとがんばるからね。

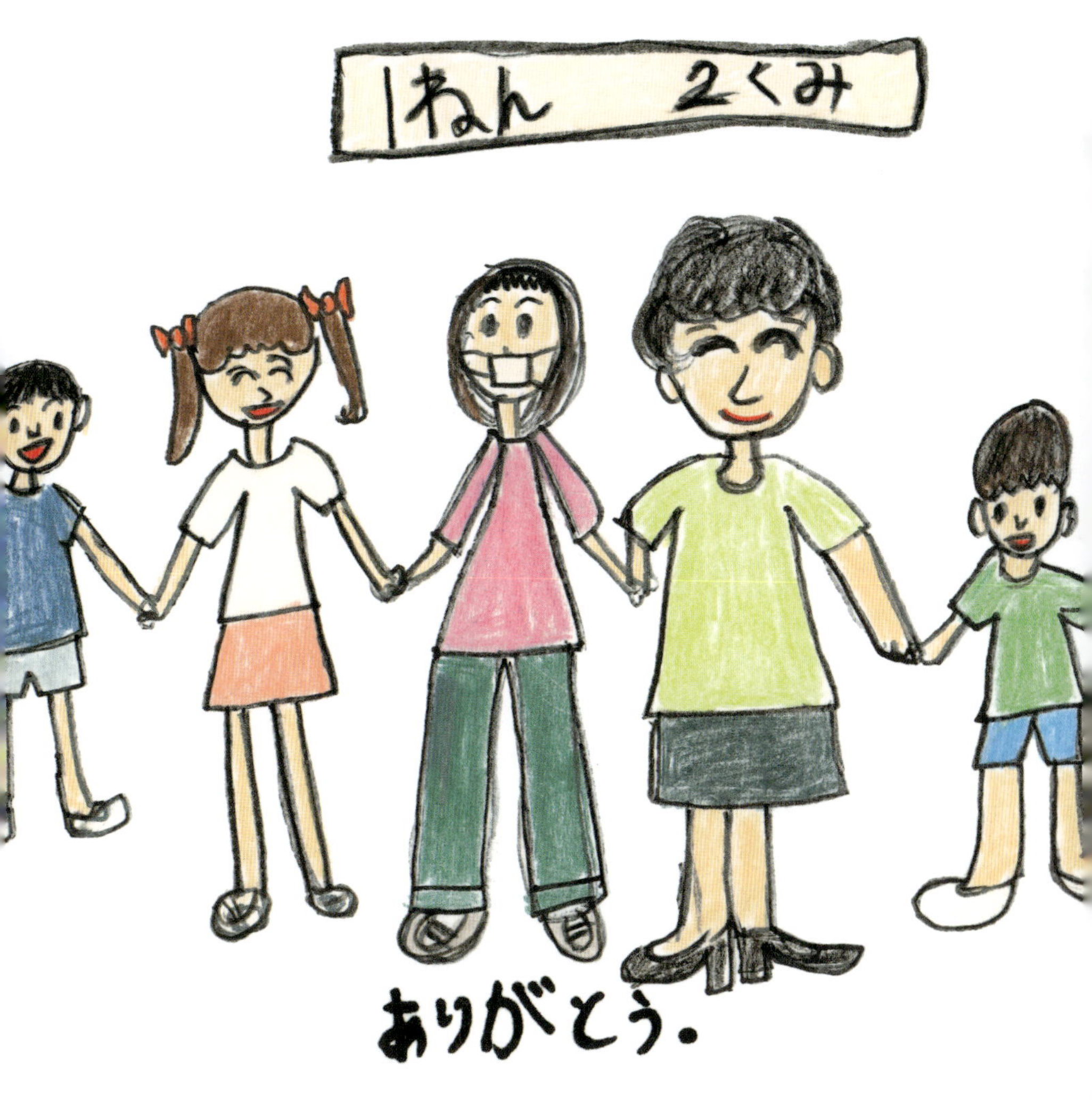

10

生(い)きること

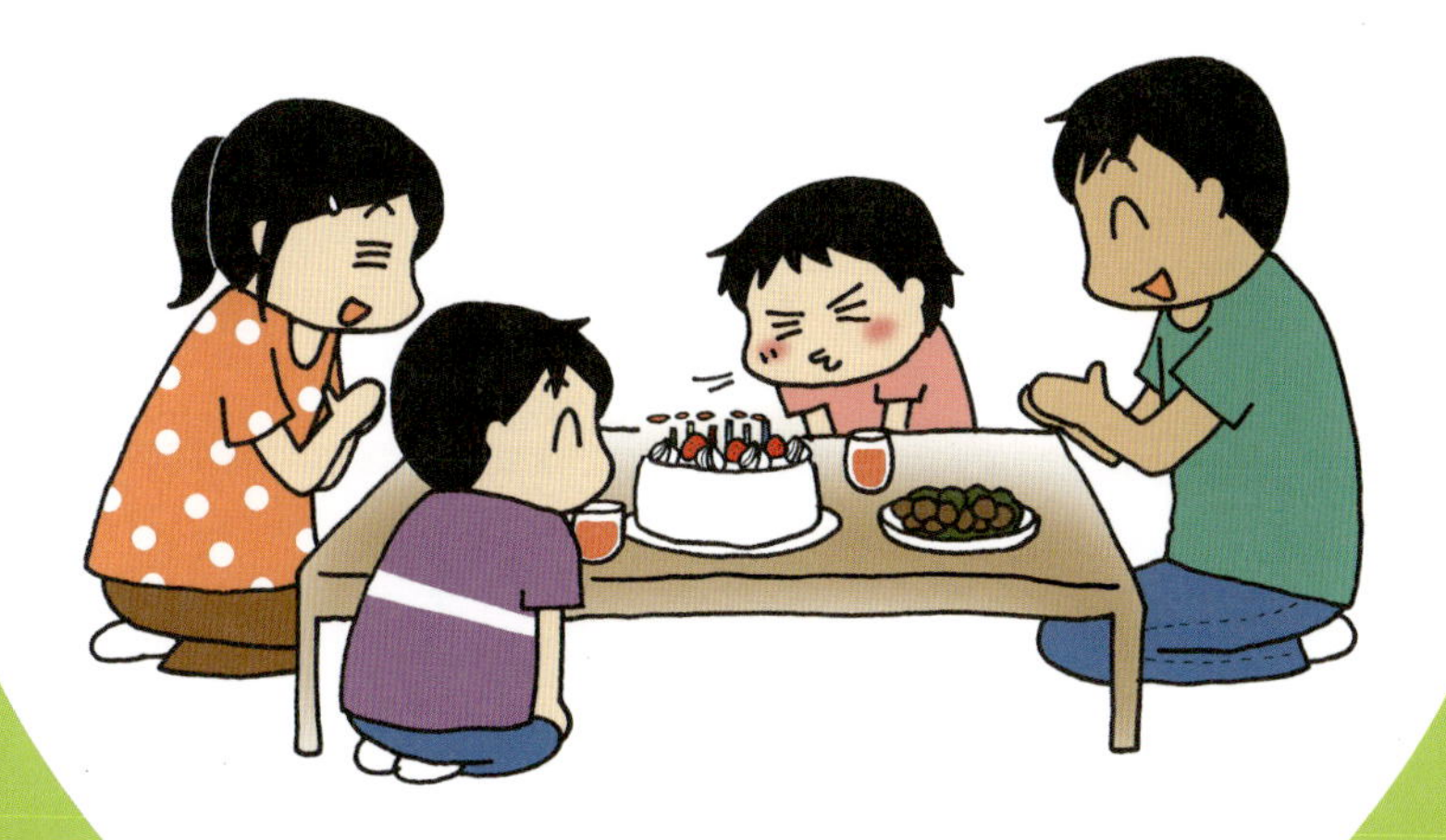

少しずつ、できること

二学期になった。

詩を読んで、いじめる子がいなくなって、楽しく小学校にいけるといいな。そう思っていたけれど、やっぱり、そんなにかんたんなことじゃないって、すぐにわかった。

いじわるな子は、やっぱり、いじわる。

わたしは、みんなのことが好きなのに。なかよくしたいのに。どうして、いじわるするのかな。

しばらくして、ママが交換日記をしようといいはじめた。

ママとお兄ちゃんと三人で、ないしょのことや相談したいことを、こっそりうちあけるひみつのノート。「すきな人」を書くところもあって、ええっ、そんな！　だって上級生だから、名前なんてわからないよ！

交換日記をはじめて一週間くらいたったとき、わたしは、ほんとうにかなしいなって思っていることを書いた。

『まだ、いじめられる。』

そうしたら、ママが、

『いじめられるからって、ウジウジしたらだめだよ！　美咲は、どうどうとしたたいどでいれば、だれもなにもいわないよ！』

って書いてくれた。お兄ちゃんも、

『いいかえす！』

って。そうだよね。わたしが、もっとがんばって、みんなとおなじことができるようになれば、きっと、みんなもいじめなくなるよね。

交換日記は、なやみをうちあけるたいせつなノート。わたしは、こんなにたいせつな相談をしているというのに、ママのなやみっていったら、

『さいきん、おなかの肉がブヨブヨしてきて……太っちゃった。』

ママ……。

ほんとにもう。おかし食べずに、走ってみれば？　お兄ちゃんも、

『やさい食べる。うんどうする。』

って、書いていたよ。お兄ちゃんのアドバイスって、ほんとうにてきかく！

だけど、二学期になったら、いいこともあったよ。

それまでは月に二回、いっていた日向先生の病院。これからは、月にいちどでいいって
ことになったよ。

ケーキやさんにいく楽しみはへったけれど、でも、それってわたしが、少しずつよくなっ
ているってことだよね。


「おまえのにいちゃん、泣いていたぞ。」

ある日、友だちにいわれてびっくりした。

「お兄ちゃんが？　どうして！」

わたしのせい？　そんなこと、交換日記には少しも書いていなかったのに！

「給食の揚げパンがひとつ残って、食べたい人でじゃんけんしたら、負けたんだよ。」

「…………」

お兄ちゃん、かっこわる。

だけど、お兄ちゃん、そんなに食べたかったんだ。揚げパンって、どんな味なんだろう。給食って、おいしそうだな。

授業が終わって、ママとふたりで歩いていると、遠くから、わたしをよぶ声がした。

「美咲ちゃーん!」

給食のおばさんだった。わたし、なかよしになったんだ。

休み時間に、ひとりで遊んでいたとき、おばさんたちに会ってから、給食室によく遊びにいくの。わたし、手をふって近くにいったよ。

ママもあとからついてきた。

「美咲ちゃん、もう授業おわり?」

「うん。いまから帰るところ。」

「そう。気をつけてね。」

「うん!」

ママがとなりで、にこにこしながらきいている。

「あの……。」

給食のおばさんが、ママに話しかけた。

「給食の衛生管理は、すごくしっかりしているんですよ。おうちで作るのと、変わらないくらい、いいえ、それ以上、気をつけてやっています。作りおきはしていません。食器も、きれいに洗っています。美咲ちゃんが食べても、だいじょうぶだと思います。」

おばさんは、いっしょけんめい、ママに説明してくれる。

「そうなんですか？」

給食はだめって信じていたママは、びっくりしている。

「ええ。食べてはいけないものもあるみたいだけど、それだけ気をつければ、問題ないと思います。みんなとおなじものを食べたほうが、美咲ちゃんだっていいと思うし。」

おばさんはそういって、わたしの顔を見てにこって笑う。わたしも、なかよしのおばさんに、にこって笑いかけた。

「美咲ちゃん、食べていいものと悪いもの、自分でわかるよね？」

おばさんが、しゃがんでわたしの顔をのぞきこんでたずねる。

わたしは、うなずいた。おばさんも、うなずくと立ちあがり、ママにもういちどいった。

「病院の先生に、きいてみてください。話をきけば、いいっていってくれるはずですから。」

ママは、わたしのことを応援してくれる給食のおばさんの言葉がうれしくて、すぐに日向先生に連絡した。

日向先生は、ママの話をきいて、給食を食べてもいいっていってくれた。

やった！

わたし、みんなとおなじ給食が食べられることになったよ。

トレイを持って、みんなといっしょに給食の列にならんだときは、わくわくした。

ずっと食べたかった、コッペパン。まるで、童話に出てくるような、細長くて、ふっくらしていて、ふわふわしたパン。

みんながおいしそうに食べているのを見て、どんな味がするんだろうって、ずっと気になってしかたなかった。

ついに、夢がかなう日がきた。

わたしは、席につき、給食のトレイの上におかれたコッペパンをつかむ。

どきどきする。においをそっとかいでみる。ちょっとあまくて、こうばしいにおい。口を大きくあけて、かぶりつく。じっとゆっくり、かみしめる。

これがコッペパンの味。

……ふつうのパンだった。

だけど、みんなとおなじことができる。それってすごくしあわせなことだよね。

給食が食べられるようになった二学期の終わりごろから、もうママは、つきそいにこなくなった。

少しずつ、できることがふえていく。少しずつふつうの生活ができるようになる。

どうか、どうかこのまま、再発なんてしませんように。

ありがとう

わたし、二年生になったよ。

夏に、プールにちょっとだけはいれるようになったよ。

わたし、三年生になったよ。

ついに春の運動会に出られることになったよ。八十メートル走に出たら、一、二年生のときの担任の先生が、「みさきちゃーん！　みさきちゃーん！」って、ゴールテープのむこうから大きな声で応援してくれた。わたし、いっしょけんめい、走ったよ。

四年生の学芸会では、一輪車に乗って発表することになったよ。だけど、少し前にやっと自転車に乗っていいことになったわたしは、一輪車なんて、とてもむり！

がんばって練習して、学芸会の日の朝まで特訓して、それでもやっぱりだめだった。学芸会では、うまい子と手をつないで出ることになったよ。だけどね。

手をつないで、いっしょに舞台に出て、ちょっと走ったら、あれ？　からだが、すうっと動いて、わたし、ひとりで乗れていたよ！

くるくる、くるくるって、舞台を横切って走れたの。

パパもママも、わたしを見つけられないくらいじょうずに乗れていたって。「美咲は、本番に強いね。」って、よろこんでくれて、うれしかったよ。

そして。

わたし、ついに五年生になれたよ！

八月のわたしの誕生日には、本町のおじいちゃんやおばあちゃん、健じいちゃんやマコばあちゃん、みんなが集まってくれてお祝いをしてくれたよ。

手術をして、五年半。

ずっと、病院にいっていたけれど再発せずに、ついに五年以上たったね。そのあいだに、みんなとおなじこと、たくさんできるようになったよ。

パパ、ママ、お兄ちゃん、おじいちゃん、おばあちゃん、ありがとう。

日向先生、看護師さん、ノリちゃん。

わたしに骨髄液をくれた、名前も知らないやさしい人。

学校の先生や、給食のおばさん。
そして、たいせつなクラスのお友だち。
わたし、これからもがんばるね。
いいこと、いっぱいあるように、もっともっと、がんばるからね。
ありがとう。

みんなへ

みんなの学校には、どんな友だちがいますか？

背が高い子。やせている子。めがねをかけている子。声が大きい子。走るのがはやい子。歌がうまい子。作文が上手な子。おとなしい子。いつも冗談をいって、クラスのみんなを笑わせてくれる子。

ほかにも、いろんなタイプの子がいると思います。

ひとりひとり、みんなちがう。

ちがって、あたりまえ。だって、みんなおなじなら、もしもクラスの子が全員、あなたとそっくりおなじ性格で、ぴったりおなじ身長と体重で、勉強も体育も音楽も、ぜんぶおなじようにできたら、こまっちゃいますよね。

地球の上には、だれひとりとして、おなじ人はいません。ちがうから、おもしろいし、ちがうから、ひとりひとり、みんなのことが大切なんです。

今、日本では、世界からたくさんの人がきて生活をしています。学校にも、両親が外国人という子や、お父さんかお母さんのどちらかが外国人という子がいるかもしれません。髪の色や、肌の色、目の色がちがうことがあるかもしれません。

今、日本でも、たくさんの子が病気になったり、事故にあったりします。美咲ちゃんのように、退院してもすっかり元気になったわけではなく、ほこりっぽいところがだめで、そうじができない子がいます。食物アレルギーがあって、みんなとおなじ給食が食べられない子がいたり、あしが悪くて車椅子で学校に通う子もいるかもしれません。

みんな、少しずつちがう。そして、みんな、できることとできないことが、少しずつちがうんだということを、思い出してください。

どんな場面でも、ちょっとできる人が、ちょっとできない人を、ほんのちょっと思いやることができたら、すてきだなって思います。

岩貞るみこ

あとがき

佐藤美咲ちゃんが小学一年生の夏休みに書いた詩は、ある賞をとりました。

「みんながいやなそうじだって、ほんとうはいっしょにしたいんだよ。」

この一文は、私の胸につきささりました。

どんなことでも、ほかの子とおなじことがしたい。それは、子どもにとってはあたりまえの望みです。

ご飯を食べる、お風呂にはいる、友だちと遊ぶ。

髪をとかしたり、犬にさわったり、半そでのシャツを着たり、家族や兄弟といっしょに過ごしたり。そんな、ほんとうに、ほんとうにあたりまえのように思えることは、「突然の病気」というひとつのできごとで、すべて手の中からこぼれ落ちてしまいます。

なんてことのない日常生活のように思えても、日々、おだやかに過ごせることは、とっても幸せなことなんだと思います。

美咲ちゃんが入院しているあいだ、美咲ちゃんのママは、美咲ちゃんの写真を毎日、撮りつづけ、一日をどんなふうに過ごしていたか、どんな薬をどのくらい使い、どんな症状が出たのかなど、大きなファイル四冊に詳細に記録していました。ママにしてみれば、いつ容態が急変して死んでしまうかわからないわが子のことを、少しでも記録に残しておこうと必死だったんだと思います。

この本に出てくる、美咲ちゃんのセリフをはじめとする、すべての「　」の会話は、ぜんぶほんものです。

読ませていただいたファイルのなかの美咲ちゃんは、生きるために懸命に闘っていました。その活躍ぶりはみごとなほどで、ファイルを読みながら、なんどもこちらが勇気付けられ、ママが向けるカメラに向かって笑う顔の愛らしさに、胸がしめつけられました。

生きるとは？　家族とは？　学校とは？　友だちとは？

改めて考えさせられました。

本書を執筆するにあたり、すっかり成長して大人の女性になった美咲ちゃんたちに会いました。美咲ちゃんは、後遺症として残ってしまうかも？　と心配されていた、クリーンルームにいたときに出たむらさき色の発疹のあとはまるでなく、透きとおるような白い肌と黒髪の、まさに白雪姫のように素敵な女性になっていました。

美咲ちゃんといっしょに、ガンと闘ったノリちゃんも退院し、元気に過ごしています。おなじ時期におなじ病院で闘った『戦友』として、いまもときどき会って、これからの、未来の話をしているそうです。

モスバーガーの約束をした日向先生はいま、地元にもどって小児医院をひらいています。美咲ちゃんも、さいしょに本町のおばあちゃんが連れていった診療所の先生が、「もしかしたら？」と気づいて血液検査をしなければ、病気の発見がもっと遅れていたことを考えると、地域医療を支える小児医院の役割が大切だということがわかります。

小児医療過疎といわれる地域で、日向先生の新たな挑戦がはじまっています。

そして、美咲ちゃんをいちばんそばで支えつづけた、美人でおしゃれで、ちょっとおこりんぼう（美咲ちゃん談）のママは、相変わらず美人でパワフルでした。いつもにここのパパは、やっぱり、にこにことやさしいパパです。そして、美咲ちゃんが「お嫁さんになる。」といっていたお兄ちゃんは、小学生のときにすでにしっかりとした自分の夢と目標を見つけ、その目標に向かってまっすぐに生きていました。

絶体絶命の危機を、一致団結で乗りこえた家族は強くたくましく、太い根っこを大地にはって生きている。そんなふうに感じました。

病気や怪我を、一所懸命乗りこえて退院した子どもたちが、すこやかな学校生活を送れますように。

支えつづけた家族が、その後も安心して日々を過ごせますように。

美咲ちゃんの思いが、あたりまえのようにかなうことを、願ってやみません。

岩貞るみこ

岩貞るみこ 文

ノンフィクション作家。モータージャーナリスト。横浜市出身。おもな作品に、『しっぽをなくしたイルカ』『救命救急フライトドクター』『青い鳥文庫ができるまで』（以上講談社）ほか。

松本ぷりっつ 絵

漫画家。埼玉県出身。おもな作品に、「うちの3姉妹」シリーズ、「ぷりっつさんち」シリーズ（以上主婦の友社）ほか。

協力　NPO法人　全国骨髄バンク推進連絡協議会

参考図書　『小児がん――チーム医療とトータル・ケア』（中央公論新社）細谷亮太、真部淳
『マンガ白血病』（エクスナレッジ）檀和夫
国立研究開発法人　国立がん研究センターがん対策情報センター
（http://ganjoho.jp/）

わたし、がんばったよ。
急性骨髄性白血病をのりこえた女の子のお話。

2015年11月19日　第1刷発行（定価はカバーに表示してあります。）
2024年11月18日　第3刷発行

文　岩貞るみこ／絵　松本ぷりっつ

発行者　安永尚人

発行所　株式会社　講談社　〒112-8001 文京区音羽2-12-21
電話　編集　03-5395-3536
販売　03-5395-3625
業務　03-5395-3615

KODANSHA

N.D.C.913　207p　22cm

印刷所　共同印刷株式会社

製本所　株式会社国宝社

装幀・本文レイアウト　坂川朱音（坂川事務所）

本文データ制作　講談社デジタル製作

ISBN978-4-06-219008-4